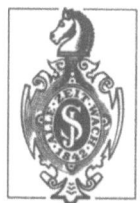

J. M. Schröder   H. C. Hopf   G. Wagner
F. Amelung (Hrsg.)

Neuromuskuläre Krankheiten

Mit einem Geleitwort von P. E. Becker

Springer-Verlag Berlin Heidelberg New York
London Paris Tokyo Hong Kong

Prof. Dr. med. J. M. Schröder
Institut für Neuropathologie der
Medizinischen Fakultät an der
Rheinisch-Westfälischen
Technischen Hochschule
Pauwelsstrasse
5100 Aachen

Prof. Dr. med. H. C. Hopf
Klinikum der
Johannes-Gutenberg-Universität
Klinik und Poliklinik für
Neurologie
Langenbeckstrasse 1
6500 Mainz

Prof. Dr. med. G. Wagner
Deutsches Krebsforschungszentrum
Institut für Epidemiologie
und Biometrie
Im Neuenheimer Feld 280
6900 Heidelberg

Dr. med. F. Amelung
Deutsches Krebsforschungszentrum
Inst. für Experimentelle Pathologie
Abteilung Zentrale Histodiagnostik
und Dokumentation
Im Neuenheimer Feld 280
6900 Heidelberg

ISBN-13: 978-3-540-50637-9   e-ISBN-13: 978-3-642-74359-7
DOI: 10. 978-3-642-74359-7

CIP-Titelaufnahme der Deutschen Bibliothek
Neuromuskuläre Krankheiten / J. M. Schröder ... (Hrsg.). Mit e. Geleitw. von P. E. Becker. - Berlin ;
Heidelberg ; New York ; London ; Paris ; Tokyo : Springer, 1989

NE: Schröder, J. Michael [Hrsg.]

Dieses Werk ist urheberrechtlich geschützt. Die dadurch begründeten Rechte, insbesondere die
der Übersetzung, des Nachdrucks, des Vortrags, der Entnahme von Abbildungen und Tabellen,
der Funksendung, der Mikroverfilmung oder der Vervielfältigung auf anderen Wegen und der
Speicherung in Datenverarbeitungsanlagen, bleiben, auch bei nur auszugsweiser Verwertung,
vorbehalten. Eine Vervielfältigung dieses Werkes oder von Teilen dieses Werkes ist auch im
Einzelfall nur in den Grenzen der gesetzlichen Bestimmungen des Urheberrechtsgesetzes der
Bundesrepublik Deutschland vom 9. September 1965 in der Fassung vom 24. Juni 1985 zulässig. Sie
ist grundsätzlich vergütungspflichtig. Zuwiderhandlungen unterliegen den Strafbestimmungen des
Urheberrechtsgesetzes.

© Springer-Verlag Berlin Heidelberg 1989

Die Wiedergabe von Gebrauchsnamen, Handelsnamen, Warenbezeichnungen usw. in diesem Werk
berechtigt auch ohne besondere Kennzeichnung nicht zu der Annahme, daß solche Namen im
Sinne der Warenzeichen- und Markenschutz-Gesetzgebung als frei zu betrachten wären und daher
von jedermann benutzt werden dürften.

Produkthaftung: Für Angaben über Dosierungsanweisungen und Applikationsformen kann vom
Verlag keine Gewähr übernommen werden. Derartige Angaben müssen vom jeweiligen Anwender
im Einzelfall anhand anderer Literaturstellen auf ihre Richtigkeit überprüft werden.

Datenkonvertierung, Druck und Bindearbeiten: Appl, Wemding
2125/3145-543210

Geleitwort

Im vorliegenden Buch sind die Krankheitsbegriffe der Myologie erwähnt, ihre Inhalte sind definiert, ihre Synonyme aufgeführt und die im Englischen üblichen Bezeichnungen benannt.

Dieses handliche, übersichtliche Kompendium soll zur raschen Information über den gegenwärtigen Stand der Kenntnisse auf dem Gebiet der neuromuskulären Krankheiten dienen und als Leitfaden für Ärzte und Studenten sowie als Standard für Prüfungskataloge von Nutzen sein. Für die genetische Familienberatung ist die genaue klinisch-genetische Diagnose Voraussetzung. Auch als Nachschlagewerk zur Verständigung zwischen Arzt und Laien kann der Band nützlich sein.

Je mehr die moderne Medizin im Fortschreiten der Forschung zunehmend speziellere und exaktere Diagnosen aufstellt, um so mehr wird eine Verständigung und einheitliche Definition Voraussetzung für die Forschung im klinischen, genetischen und epidemiologischen Bereich sein. Hier soll der vorliegende Band Maßstäbe für den deutschsprachigen Raum setzen. Die Mitarbeit fast aller für das Fachgebiet besonders ausgewiesenen Wissenschaftler aus der Bundesrepublik Deutschland, Österreich und der Schweiz verleiht ihm Autorität.

Den „Neuromuskulären Krankheiten" ist eine weite Verbreitung zu wünschen.

Göttingen im Februar 1989 P. E. BECKER

Vorwort der Herausgeber

Nach einem Jahrzehnt diagnostischen Fortschritts und Wandels erwies es sich als notwendig, die verwirrende Terminologie der neuromuskulären Krankheiten zu vereinheitlichen und auch dem Nicht-Neurologen verständliche und standardisierte Diagnosenbegriffe anzubieten. Deshalb hat sich eine Gruppe namhafter Myologen der Fächer Neurologie, Pädiatrie, Innere Medizin, Genetik und Neuropathologie gemeinsam mit Terminologieexperten aus den Ländern des deutschsprachigen Kulturraums der Aufgabe unterzogen, eine den heutigen Erkenntnissen angepaßte Nomenklatur dieses Fachgebiets zu erarbeiten.

Die Aufgabe bestand darin, für jede Krankheit eine Vorzugsbezeichnung aus den dafür verwendeten Termini auszuwählen, diese Begriffe zu definieren und alle dazu bekannten deutschsprachigen Synonyme zusammenzustellen. Auch seltenere Symptomenkombinationen und Einzelfallbeschreibungen wurden berücksichtigt, sofern angenommen werden konnte, daß es sich dabei um nosologische Entitäten handeln könnte. Unter den spinalen Muskelatrophien und mitochondrialen Myopathien wurden jedoch nicht sämtliche beschriebenen Syndrome aufgeführt, zumal sich in der Forschung auf diesen Gebieten noch immer rasche Änderungen ergeben. In der Vergangenheit gebräuchliche, heute aber obsolete Begriffe wurden zwar aufgenommen, aber durch eckige Klammern gekennzeichnet, um zum Ausdruck zu bringen, daß sie künftig nicht mehr gebraucht werden sollen. Die Ordnung und exakte Definition der vielfältigen diagnostischen Begriffe soll letztendlich einer Vereinheitlichung der Fachsprache und einer besseren nationalen und internationalen Verständigung dienen. Auch deswegen wird empfohlen, zukünftig nur noch die hier vorgeschlagenen Vorzugsbezeichnungen zu verwenden.

Die Arbeit an dem Projekt erstreckte sich über mehrere Jahre. Auf insgesamt acht Arbeitssitzungen in den Jahren 1981 bis 1985 und mehreren redaktionellen Besprechungen in den beiden folgenden Jahren wurden Definitionen ausgearbeitet und vorgelegt, besprochen, abgeändert, erneut besprochen und schließlich verabschiedet. Das Ergebnis dieser intensiven Diskussionen wird in diesem Bande vorgelegt.

Insgesamt wurden 237 diagnostische Begriffe - 225 Krankheitsbegriffe und 12 Symptombezeichnungen und pathophysiologische Begriffe -

definiert. Die entsprechenden englischen Bezeichnungen wurden beigefügt. Diese haben – im Unterschied zu den deutschen – allerdings nicht die Qualität von Vorzugsbezeichnungen.

Nach Abschluß der Arbeit danken die Herausgeber in erster Linie allen beteiligten Wissenschaftlern, die viel Zeit in diese schwierige Aufgabe investiert haben. Darüber hinaus ist den Damen der einzelnen Sekretariate für die Abwicklung der umfangreichen Korrespondenz, für die Vorbereitung der Nomenklatur-Sitzungen sowie für die Vorarbeiten zum Druck dieses Buches zu danken. Unser Dank gilt weiter Herrn Dr. rer. pol. Kurt Böhm, dem Leiter der Abteilung Zentrale Datenverarbeitung am Deutschen Krebsforschungszentrum, und Herrn Reinhard Merx für Programmier- und Formatierungsarbeiten zur EDV-gerechten Erfassung der Daten und für die Verarbeitung des Textes zur Vorbereitung des computergesteuerten Lichtsatzes.

Schließlich haben wir dem Bundesminister für Jugend, Familie, Frauen und Gesundheit für die zeitweilige finanzielle Unterstützung des Projektes sowie dem Deutschen Krebsforschungszentrum für die Bereitstellung erheblicher Mittel zur Beendigung des Projektes zu danken. Für die Unterstützung der Drucklegung danken wir der Deutschen Gesellschaft zur Bekämpfung der Muskelkrankheiten*. Dem Springer-Verlag gilt unser Dank für die Gestaltung des Bandes.

Die Herausgeber wären den Lesern und Benutzern dieses Buches für Verbesserungs- und Ergänzungsvorschläge dankbar.

Aachen, Mainz und Heidelberg im Februar 1989	J. MICHAEL SCHRÖDER HANNS CHRISTIAN HOPF GUSTAV WAGNER FOLKER AMELUNG

---

* Deutsche Gesellschaft zur Bekämpfung der Muskelkrankheiten e.V., Hohenzollernstr. 11, 7800 Freiburg.

Inhaltsverzeichnis

Geleitwort V

Vorwort der Herausgeber VII

Mitarbeitende Wissenschaftler XI

I. Oberbegriffe 1

II. Spastische Spinalparalysen 5

III. Spinale Muskelatrophien 19

IV. Amyotrophische Lateralsklerose 39

V. Myasthenien 45

VI. Myotonien 55

VII. Andere Kontraktionsstörungen 65

VIII. Periodische dyskaliämische Lähmungen 71

IX. Muskeldystrophien 79

X. Kongenitale Myopathien und Muskelkrankheiten mit
speziellen Strukturanomalien 91

XI. Myopathien bei definierten Stoffwechselstörungen 119

XII. Toxisch bedingte Myopathien 143

XIII. Myopathien bei endokrinen Störungen 153

XIV.	Rhabdomyolyse und Myoglobinurie	167
XV.	Myositiden	171
XVI.	Myositiden bei Gefäß-Bindegewebskrankheiten	193
XVII.	Physikalisch bedingte Myopathien	209
XVIII.	Muskelfehlbildungen, Aplasien und Anlagevarianten	221
XIX.	Muskeltumoren	231
XX.	Wichtige Symptome und pathophysiologische Begriffe	261

Alphabetischer Index englischer Begriffe 275

Alphabetischer Index deutscher Begriffe 281

Mitarbeitende Wissenschaftler

Dr. med. F. AMELUNG
Deutsches Krebsforschungszentrum
Institut für Experimentelle Pathologie
Abteilung für Zentrale Histodiagnostik und -dokumentation
Im Neuenheimer Feld 280
D-6900 Heidelberg 1

Prof. Dr. med. P. E. BECKER
Institut für Humangenetik der
Universität Göttingen
Goßlerstraße 12 d
D-3400 Göttingen

Prof. Dr. med. V. BECKER
Universität Erlangen-Nürnberg
Pathologisches Institut
Krankenhausstraße 8-10
D-8250 Erlangen

Prof. Dr. med. R. BECKMANN
Universitätskinderklinik
Abteilung Pädiatrische Muskelerkrankungen
Mathildenstraße 1
D-7800 Freiburg

Prof. Dr. med. A. BISCHOFF †

Prof. Dr. med. ELLEN GIBBELS
Universitäts-Nervenklinik
Joseph-Stelzmann-Straße 9
D-5000 Köln 41

Prof. Dr. med. Dr. med. h.c. F. HOLLWICH
Sudelfelder Straße 17
D-8203 Oberaudorf/Inn

Prof. Dr. med. H.C. HOPF
Klinikum der Johannes-Gutenberg-Universität
Klinik und Poliklinik für Neurologie
Langenbeckstraße 1
D-6500 Mainz

Prof. Dr. med. W. JACOB
Universität Heidelberg
Institut für Sozial- und Arbeitsmedizin
Abteilung für Dokumentation, historische und soziale Pathologie
Im Neuenheimer Feld 386
D-6900 Heidelberg 1

Prof. Dr. med. W. KLINGHARDT
Merianstraße 23
D-6242 Kronberg

Prof. Dr. med. E. KUHN
Klinikum der Universität Heidelberg
Medizinische Poliklinik
Hospitalstraße 3
D-6900 Heidelberg 1

Prof. Dr. med. B. LEIBER
Klinikum der Johann-Wolfgang-Goethe-Universität
Zentrum der Medizinischen Informatik
Abteilung für klinische Nosologie und Semiotik
Theodor-Stern-Kai 7
D-6000 Frankfurt/Main 70

Prof. Dr. med. E. LENARD
Medizinische Einrichtungen der Universität
Kinderklinik und Poliklinik
Klinik A: Allgemeine Pädiatrie
Moorenstraße 5
D-4000 Düsseldorf 1

Prof. Dr. med. H. G. MERTENS
Neurologische Universitätsklinik
und Poliklinik
Josef-Schneider-Straße 11
D-8700 Würzburg

PD Dr. med. C. MEIER
Universität Bern
Neurologische Klinik
Inselspital
CH-3010 Bern

PD Dr. med. J. G. MEYER-WAHL
Diakonie-Krankenhaus Schwäbisch Hall
Neurologische Abteilung
D-7170 Schwäbisch Hall

Prof. Dr. med. W. MORTIER
Kinderklinik Wuppertal-Barmen
Heusnerstraße 40
D-5600 Wuppertal 2

Prof. Dr. med. B. NEUNDÖRFER
Universität Erlangen-Nürnberg
Neurologische Klinik mit Poliklinik
Schwabachanlage 6
D-8250 Erlangen

Prof. Dr. med. Th. RABINOWICZ
Centre Médical Universitaire
Institut de Pathologie
Division de Neuropathologie
Rue Michel-Servet 2
CH-1211 Geneve 4

Prof. Dr. med. B. REITTER
Klinikum der Johannes-Gutenberg-Universität
Universitätskinderklinik
Neuropädiatrische Abteilung
Langenbeckstraße 1
D-6500 Mainz

Prof. Dr. med. K. RICKER
Neurologische Universitätsklinik
und Poliklinik
Josef-Schneider-Straße 11
D-8700 Würzburg

Dr. med. D. SCHEIDA
Ziegelstraße 55
D-5630 Remscheid 1

Prof. Dr. med. K. SCHIMRIGK
Universität des Saarlands
Nervenklinik und Poliklinik
D-6650 Homburg/Saar

Prof. Dr. med. U. W. SCHNYDER
Dermatologische Universitätsklinik
Kantonsspital
CH-8006 Zürich

Prof. Dr. med. J. M. SCHRÖDER
Institut für Neuropathologie der
Medizinischen Fakultät an der
Rheinisch-Westfälischen Technischen Hochschule
Pauwelsstraße
D-5100 Aachen

Prof. Dr. med. ELFRIEDE SLUGA
Universität Wien
Neurologisches Institut
Schwarzspanierstraße 17
A-1090 Wien

Dr. med. M. VÖLPEL
Pathologisch-anatomisches Institut
Kempfmühler Straße 2
D-8400 Regensburg

Prof. Dr. med. G. WAGNER
Deutsches Krebsforschungszentrum
Institut für Dokumentation, Information und Statistik
Im Neuenheimer Feld 280
D-6900 Heidelberg 1

Prof. Dr. med. K. WIEDEMANN
Krankenhaus Rohrbach
Klinik für Thoraxerkrankungen
der Landesversicherungsanstalt Baden
Amalienstraße 5
D-6900 Heidelberg 1

I. Oberbegriffe

D: Neuromuskuläre Krankheit
E: *Neuromuscular disorder*

Oberbegriff für die Gesamtheit aller Krankheiten, bei denen die motorischen Einheiten betroffen sind, wobei sowohl efferente und afferente periphere Neurone als auch die Muskelfasern selbst betroffen sein können.

D: Myopathie
E: Myopathy

Oberbegriff für die Gesamtheit aller Krankheiten, bei denen die Erkrankung der quergestreiften (Willkür-)Muskulatur ganz oder teilweise im Vordergrund steht.

Anmerkung: Der Begriff wird auch eingeengt gebraucht im Sinne einer Abgrenzung gegenüber primär neurogenen Muskelatrophien oder Myositiden.

II. Spastische Spinalparalysen

D: Dominant erbliche spastische Spinalparalyse
E: *Hereditary spastic paraplegia*

Synonyme: Erb-Charcot-Strümpell-Krankheit
Primäre Seitenstrangsklerose
Paralysis spastica spinalis
Hereditäre spastische Spinalparalyse
Tabes dorsalis spasmodique

Langsam progrediente Spastik, die von den unteren zu den oberen Extremitäten fortschreitet. Die Spastik ist stärker ausgeprägt als die Paresen. Häufig stark ausgeprägter Adduktorenspasmus. Manifestation bevorzugt im Kindes- und Jugendalter. Die Ausprägung kann bei Angehörigen einer Familie stark differieren. Die Lebenserwartung ist nicht wesentlich verkürzt, die Arbeitsfähigkeit nur gering eingeschränkt.

Vermutlich gibt es verschiedene dominant erbliche Typen von unkomplizierter spastischer Spinalparalyse. Im Gegensatz zu den rezessiv erblichen Typen kommen hierbei fast nur Symptome einer Pyramidenbahnschädigung vor.

Pathologisch-anatomisch systemgebundene Degeneration der kortikospinalen motorischen Neurone. In späteren Stadien gelegentlich Kontrakturen, Faseratrophien und interstitielle Fibrose.

D: Rezessiv erbliche infantile spastische Spinalparalyse
E: Recessive spastic paraplegia, infantile form

Beginn der Spastik im Alter von 1 bis 3 Jahren. Schon das Laufenlernen ist gestört. Raschere Progredienz der Symptomatik als bei der dominanten Form.

Anmerkung: Bei Fällen mit zusätzlichen Symptomen wie Demenz, Dysarthrie, Nystagmus, Tremor sowie Störungen der Blasen-Sphinkterinnervation und der Tiefensensibilität sind definierte Stoffwechselkrankheiten auszuschließen.

D: Rezessiv erbliche juvenile spastische Spinalparalyse
E: *Recessive spastic paraplegia, iuvenile form*

Beginn der Spastik zwischen dem 6. und 19. Lebensjahr mit Gipfel um das 11. und 12. Lebensjahr.

Anmerkung: Vor allem bei Fällen mit zusätzlichen Symptomen wie Demenz, Dysarthrie, Nystagmus, Tremor sowie Störungen der Blasen-Sphinkterinnervation und der Tiefensensibilität sind definierte Stoffwechselkrankheiten auszuschließen.

D: Rezessiv erbliche spastische Spinalparalyse im Erwachsenenalter
E: Recessive spastic paraplegia, adult form

Beginn der Spastik zwischen dem 20. und 40. Lebensjahr mit eher gutartigem Verlauf. Das klinische Bild ist von dem des juvenilen und infantilen Typs nicht zu unterscheiden.

**D: Dominant erbliche spastische Spinalparalyse
mit okulären und extrapyramidalen Symptomen
E:** *Hereditary spastic paraplegia with ocular and
extrapyramidal signs*

Synonym: Ferguson-Critchley-Syndrom

Dominant autosomal erbliches, im mittleren Lebensalter auftretendes Leiden mit zunehmender spastischer Paraparese der Beine. Zusätzliche Symptome: Koordinationsstörungen, vor allem Gangataxie, Dysarthrie, Nystagmus, Konvergenzschwäche, Parkinson-Syndrom und psychische Störungen.

Pathologisch-anatomisch systemgebundene Degeneration der Pyramidenbahnen, der spinozerebellaren Bahnen sowie der Hinterstränge. Diffuser mäßiggradiger Zelluntergang in der Großhirnrinde, im Kleinhirn und in den Vorderhörnern des Rückenmarks.

D: Rezessiv erbliche spastische Spinalparalyse
mit Amyotrophie, Oligophrenie und
zentraler retinaler Degeneration

E: *Hereditary spastic paraplegia with retinal degeneration, amyotrophy and oligophrenia*

Synonym: Kjellin-Syndrom

Rezessiv autosomal erbliches, um das 25. Lebensjahr beginnendes, langsam fortschreitendes Leiden mit spastischer Paraplegie und durch eine chronische periphere Neuropathie bedingte Atrophie der kleinen Hand- und zum Teil auch der Fußmuskeln, Oligophrenie und tapeto-retinaler Degeneration (Retinopathia pigmentosa).

D: Spastische Spinalparalyse mit retinaler Degeneration und Ophthalmoplegie
E: *Hereditary spastic paraplegia with retinal degeneration and ophthalmoplegia*

Synonym: Barnard-Scholz-Syndrom

Seltene Kombination einer langsam progredienten Tetraspastik mit tapeto-retinaler Degeneration (Retinopathia pigmentosa) und Ophthalmoplegie.

Anmerkung: Das Syndrom kommt sowohl erblich als auch sporadisch vor.

D: Spastische Spinalparalyse mit Myatrophie
E: *Hereditary spastic paraplegia with amyotrophy of hands*

Synonym: Silver-Krankheit

Dominant autosomal erbliche Krankheit mit spastischer Paraplegie und spinaler distaler Muskelatrophie bei langsamer Progredienz. Beginn um das 30. Lebensjahr mit Muskelatrophien an den Händen. Später Entwicklung einer spastischen Gehbehinderung. Jahre später Auftreten spinaler Automatismen. Gelegentlich leichte sensible Störungen nach dem 50. Lebensjahr.

D: Troyer-Syndrom
E: *Troyer's syndrome*

Rezessiv autosomal erbliche Krankheit mit spastischer Paraplegie und spinaler distaler Muskelatrophie bei langsamer Progredienz und früher Manifestation. Beginn im 1. bis 2. Lebensjahr. Verzögerte Entwicklung. Von Anfang an spastische Gangbehinderung. Jahre später Einsetzen von Muskelatrophien und Paresen ohne Faszikulationen. Weitere Symptome sind zerebrale Retardierung, Hohl-Spreizfuß und leichte extrapyramidale Hyperkinese.

Anhang

D: Metachromatische Leukodystrophie
E: *Metachromatic leucodystrophy*

Synonyme: Zerebrosidsulfatidose
Sulfatidlipidose
Sulfatidose
Leukodystrophie, Typ Scholz (veraltet)
Greenfield-Krankheit (veraltet)

Autosomal rezessiv erbliche Krankheit mit Fehlen oder Mangel an Arylsulfatase A und dadurch bedingter Speicherung von Galakto-Zerebrosidsulfat in Oligodendroglia und Schwannzellen sowie entsprechender Demyelinisation. Während die kongenitale, die infantile und die adulte Form genetisch selbständige Typen darstellen, ist die genetische Differenzierung eines juvenilen von einem adulten Typ und die Abgrenzung weiterer Sonderformen noch Gegenstand der Diskussion. Klinisch dominieren Zeichen der zentral- und peripher-nervösen Schädigung.

Kongenitale Form: Die betroffenen Kinder werden mit schwerster Schädigung des Zentralnervensystems geboren und versterben nach Tagen bis Wochen.

Infantile Form: Häufigste Verlaufsform mit Manifestation zwischen dem 1. und 4. Lebensjahr. Es kommt zu hypoton-schlaffen Paresen, Hyporeflexie und zerebellären Symptomen, geistiger Retardierung, schließlich häufig Tetraspastik. Terminal Auftreten bulbärer Symptome, Amaurose mit Optikusatrophie, Hörstörung, eventuell Enthirnungsstarre. Tod nach 1 bis 4 Jahren.

Juvenile Form: Manifestation zwischen dem 4. und 20. Lebensjahr, meist mit progredientem Abbau zerebraler Leistungen oder mit zerebellären Symptomen, manchmal Hinzutreten extrapyramidaler Symptome. Krankheitsdauer ca. 4 bis 6 Jahre.

Adulte Form: Seltenste Verlaufsform mit Manifestation nach dem 20. Lebensjahr. Langsam progredientes organisches Psychosyndrom mit Übergang in Demenz; später Hinzutreten einer Para- oder Tetraspastik, selten zerebelläre und extrapyramidale Symptome.

Nachweis durch Nervenbiopsie und quantitative Bestimmung der Arylsulfatase A.

D: Sjögren-Larsson-Syndrom
E: *Sjögren-Larsson syndrome*

Synonyme: Oligophrenie-Ichthyosis-Syndrom
Ichthyotische Idiotie (falsch)

Rezessiv autosomal erbliches Leiden, gekennzeichnet durch eine besondere Form der Ichthyosis, progrediente spastische Para- bis Tetraparese und Oligophrenie. Fakultativ können häufig epileptische Anfälle, Dysarthrie, Pigmentdegeneration der Retina, kongenitale bilaterale Katarakt, Mikrophthalmus, Megalokornea, Ektopia lentis, Optikusatrophie sowie Knochendysplasien und Zahnentwicklungsstörungen vorkommen.

Pathologisch-anatomisch Degeneration der Ganglienzellen in der motorischen Rindenregion, in den Stammganglien sowie im Kleinhirn und den Oliven sowie Faserdegeneration im Bereich des Centrum ovale und der Pyramiden- und vestibulo-spinalen Bahnen.

III. Spinale Muskelatrophien

D: Erbliche spinale Muskelatrophie
E: *Hereditary spinal muscular atrophy*

Synonyme: Progrediente spinale Muskelatrophie
Progressive spinale Muskelatrophie (veraltet)

Oberbegriff für erbliche Krankheitsbilder mit chronischer, progredienter Parese und Atrophie der Stamm- und Extremitätenmuskeln auf Grund einer Systematrophie der Vorderhornzellen.

Im Elektromyogramm neurogenes Muster mit pathologischer Spontanaktivität, in besonders charakteristischer Weise in Form von Faszikulationspotentialen.

Pathologisch-anatomisch in der Skelettmuskulatur neurogenes Gewebsmuster mit ausgeprägter felderförmig gruppierter Muskelfaseratrophie sowie kompensatorisch häufig Hypertrophie der noch verbliebenen Fasern. Histochemisch erweisen sich beide Fasertypen als von der Atrophie betroffen. Häufig Fasertypengruppierung infolge kollateraler Nervenfaserregeneration.

D: Bulbärparalyse
E: *Progressive bulbar palsy*

Synonyme: Progrediente Bulbärparalyse
Progressive Bulbärparalyse (veraltet)
Bulbärparalyse Duchenne (irreführend)

Oberbegriff für chronische, progrediente Paresen und Atrophien der von den bulbären Hirnnerven, zum Teil auch der von N. facialis und N. trigeminus versorgten Muskeln auf Grund einer Systematrophie der entsprechenden Motoneurone. Typisch sind bulbäre Dysarthrie, Kau-, Schluck- und Schlingstörungen sowie Zungenatrophie mit Faszikulationen. Das Leiden kann als reine Bulbärparalyse, in Kombination mit spinaler Muskelatrophie oder im Rahmen einer amyotrophischen Lateralsklerose auftreten.

D: Infantile spinale Muskelatrophie, Typ Werdnig-Hoffmann
E: *Infantile spinal muscular atrophy, Werdnig-Hoffmann type*

Synonyme: Typ I der proximalen spinalen Muskelatrophie
 Akute Form der infantilen progressiven spinalen Muskelatrophie (veraltet)
 Subakute Form der progressiven spinalen Muskelatrophie (veraltet)
 Werdnig-Hoffmann-Krankheit
 Spinale Muskelatrophie, Typ I
 SMA Typ I

Rezessiv autosomal erbliche →spinale Muskelatrophie, die sich vor der Geburt oder innerhalb der ersten sechs Lebensmonate manifestiert. Charakteristisch sind Muskelhypotonie und Bewegungsarmut; keine Faszikulationen; rasche Progredienz mit Übergreifen der zunächst die proximalen Extremitätenmuskeln betreffenden Paresen auf Atem-, Zungen-, Schlund- und Kehlkopfmuskulatur mit Beeinträchtigung der Atmungstätigkeit und der Nahrungsaufnahme. Tod innerhalb der ersten dreißig Monate.

Im Elektromyogramm in der Regel Nachweis eines ausgebreiteten Denervierungsprozesses.

Pathologisch-anatomisch Systematrophie der spinalen und bulbären Motoneurone mit entsprechenden Muskelfaseratrophien.

D: Intermediäre spinale Muskelatrophie
E: *Infantile spinal muscular atrophy, intermediate type*

Synonyme: Progrediente intermediäre spinale Muskelatrophie
Arrested Werdnig-Hoffmann
Chronische Form der progressiven spinalen Muskelatrophie
(veraltet)
Dubowitz-Variante der progressiven spinalen Muskelatrophie
(veraltet)
Spinale Muskelatrophie, Typ II
SMA Typ II

Rezessiv autosomal erbliche →spinale Muskelatrophie, die sich bis zum 2. Lebensjahr manifestiert. Typisch sind feinschlägiger Fingertremor, regelmäßige Faszikulationen, Muskelhypotonie und zunächst die proximalen Muskeln der unteren Extremitäten betreffende atrophische Paresen, die im weiteren Verlauf auch auf die Atem-, Gesichts- und die von den bulbären Hirnnerven versorgten Muskeln übergreifen können. Ein Teil der Kinder lernt lediglich Sitzen, andere mit Hilfstellung Stehen oder auch Gehen. Lebenserwartung 10 Jahre und mehr.

Elektromyogramm und pathologisch-anatomischer Befund wie bei der spinalen Muskelatrophie.

**D: Juvenile spinale Muskelatrophie,
Typ Kugelberg-Welander**
*E: Spinal muscular atrophy, juvenile form,
Kugelberg-Welander type*

Synonyme: Atrophia musculorum spinalis pseudomyopathica Kugelberg-Welander
Typ Kugelberg-Welander der spinalen Muskelatrophie
Juvenile, pseudodystrophische, progressive Muskelatrophie vom Beckengürteltyp, Typ Wohlfart-Kugelberg-Welander
Spinale Muskelatrophie, Typ III
SMA Typ III

Form der →spinalen Muskelatrophie, die meist rezessiv autosomal, mitunter auch dominant bzw. unregelmäßig dominant, manchmal auch X-chromosomal vererbt wird. Das Krankheitsbild ist langsam progredient, setzt in der Beckengürtelmuskulatur ein und greift später auf den Schultergürtel über. Es kann wegen seines Verteilungsmusters leicht mit einer →Myopathie verwechselt werden. Neben der Gesichtsmuskulatur sind - nur selten - die anderen von Hirnnerven versorgten Muskeln betroffen. Der Krankheitsbeginn variiert, ist jedoch im Kindes- und Jugendalter häufiger als im Erwachsenenalter. Die Überlebenszeit kann Jahrzehnte betragen.

Im Elektromyogramm und pathologisch-anatomisch sind die typischen Befunde der spinalen Muskelatrophie von sekundären myopathischen Veränderungen überlagert.

D: Skapulo-peroneale spinale Muskelatrophie, Typ Kaeser
E: *Scapuloperoneal spinal muscular atrophy*

Synonyme: Prossart-Krankheit
Prossart-Syndrom
Skapulo-peroneales Syndrom
Progressive skapulo-peroneale spinale Muskelatrophie (veraltet)

Zwischen dem 30. und 50. Lebensjahr im Bereich der Zehen- und Fußextensoren einsetzende und viele Jahre später auf den Schultergürtel übergreifende Form der →spinalen Muskelatrophie mit meist dominant autosomalem Erbgang. Bei rezessivem Erbgang kann die Krankheit bereits im Kindesalter beginnen. Langsame Ausbreitung des Prozesses auf die übrige Beinmuskulatur.

Elektromyogramm und pathologisch-anatomischer Befund entsprechen dem der spinalen Muskelatrophie.

D: Fazio-skapulo-humerale spinale Muskelatrophie
E: Facioscapulohumeral spinal muscular atrophy

Seltene, dominant autosomal vererbte, im Jugendalter einsetzende und nur sehr langsam progrediente Form der →spinalen Muskelatrophie mit Manifestation im Bereich der Gesichts-, Schultergürtel- und Oberarmmuskulatur.

D: Spinale Muskelatrophie, Typ Ryukyu
E: *Spinal muscular atrophy, Ryukyuan type*

Synonym: Ryukyu-Typ der progredienten spinalen Muskelatrophie

Rezessiv autosomal vererbte Form der →spinalen Muskelatrophie. In der Kindheit beginnender myatrophischer Prozess im Bereich der proximalen Extremitätenmuskulatur bei bleibender Aussparung der Augen-, Gesichts-, Bulbär-, Nacken- und Stammuskulatur. Nach Beendigung der Pubertät weitgehend stationäres klinisches Bild.

Anmerkung: Das Krankheitsbild wurde bisher nur auf einigen Inseln Japans beobachtet.

D: Juvenile segmentale spinale Muskelatrophie
E: *Monomelic form of spinal muscular atrophy*

Synonym: Benigne fokale Amyotrophie

Autosomal dominant erbliche oder sporadisch auftretende, meist unilateral angeordnete, langsam progrediente Parese und Atrophie mit Beschränkung auf die Unterarm- und Handmuskulatur, gelegentlich auch anderen Muskelgruppen. Vorwiegend bei jungen Männern. Manifestationsalter im 2. und 3. Lebensjahrzehnt. Nach anfänglich progredientem Verlauf Verlangsamung, nach einigen Jahren meist Stillstand des Prozesses.

D: Sporadische spinale Muskelatrophie des Erwachsenen
E: *Sporadic spinal muscular atrophy of adults*

Synonyme: Progressive spinale Muskelatrophie Duchenne-Aran (Teilform, veraltet)
Typ Duchenne-Aran der progressiven spinalen Muskelatrophie (Teilform, veraltet)
Vulpian-Bernhardt-Syndrom (Teilform, veraltet)
Typ Vulpian-Bernhardt der progressiven spinalen Muskelatrophie (Teilform, veraltet)

Vorwiegend zwischen dem 30. und 40. Lebensjahr auftretende, nur langsam fortschreitende, sporadische Form der spinalen Muskelatrophie mit Beginn des myatrophischen Prozesses im Bereich der kleinen Handmuskeln und weiterem Übergreifen auf die Arm-, Schultergürtel- und Stammuskulatur. Bei einem Teil beginnt der Prozess in der Schultergürtelmuskulatur; später können auch die Fuß- und Unterschenkelmuskeln mitbetroffen sein. Oft jahrzehntelanger Verlauf.

Anmerkung: Die ätiologischen Verhältnisse sind unklar. Manche sporadischen Fälle haben eine exogene Genese; aber auch rezessive Vererbung kommt vor.

D: Distale erbliche spinale Muskelatrophie
E: Distal hereditary spinal muscular atrophy

Dominant erbliche Form der spinalen Muskelatrophie, die sich im Alter von etwa 8 bis 10 Jahren manifestiert. Die klinische Symptomatik entspricht weitgehend der →sporadischen spinalen Muskelatrophie der Erwachsenen.

D: [Peroneale spinale Muskelatrophie,
Typ Dyck-Lambert]
E: Peroneal spinal muscular atrophy, Dyck-Lambert type

Veraltete Bezeichnung für ein Krankheitsbild, das heute „rezessiv erbliche sensomotorische Neuropathie, neuronaler Typ (hereditäre motorische sensorische Neuropathie, HMSN, Typ II)" genannt wird.

D: Erbliche Bulbärparalyse des Kindesalters
E: *Hereditary progressive bulbar palsy of childhood*

Synonyme: Fazio-Londe-Krankheit
Progressive Bulbärparalyse des Kindesalters (veraltet)

Seltene, rezessiv autosomal erbliche, zwischen dem 2. und 12. Lebensjahr sich manifestierende Form der →Bulbärparalyse. Erstsymptom ist oft ein asymmetrischer Befall der Gesichtsmuskulatur. Vereinzelt kann es zu einer Lähmung der äußeren Augenmuskeln kommen. Tod nach Monaten bis wenigen Jahren.

D: Erbliche Bulbärparalyse des Erwachsenenalters
E: Hereditary bulbar palsy of adults

Synonym: Chronische progressive Bulbärparalyse des Erwachsenenalters (veraltet)

Seltene, dominant autosomal erbliche, nur langsam fortschreitende, vorwiegend im mittleren und höheren Lebensalter auftretende Form der →Bulbärparalyse.

D: Chronische bulbopontine Lähmung mit Ertaubung
E: Progressive bulbar palsy with deafness

Synonyme: Bulbärparalyse mit Ertaubung
Van Laere-Syndrom
Pontobulbäre Lähmung mit Ertaubung

Rezessiv autosomal erbliche → Bulbärparalyse in Kombination mit Ausfall des N. statoacusticus (Ertaubung und vestibuläre Untererregbarkeit). Beginn der Krankheit im Kindes- oder Erwachsenenalter.

D: Arthrogryposis multiplex congenita, neurogene Form
E: Arthrogryposis multiplex congenita, neurogenic type

Synonyme: Arthrogryposis multiplex congenita, spinale Form
Guérin-Stern-Syndrom
Arthromyodysplasie-Syndrom
Arthromyodysplasia congenita
Kongenitale Kontrakturen der Extremitäten
Multiple kongenitale Kontrakturen

Meist sporadisch vorkommendes, selten auch dominant autosomal vererbtes Krankheitsbild, bei dem oft groteske Fehlstellungen, schwere kongenitale Gelenkkontrakturen und Muskelatrophien anzutreffen sind. Häufig Skelettanomalien sowie motorische und intellektuelle Retardierung.

Im Elektromyogramm neurogenes Muster der atrophischen Muskulatur.

Pathologisch-anatomisch zeigt die Muskulatur ein wechselndes Bild mit teils neurogenem, teils myopathischem Gewebsmuster, daneben Unreife der Fasern sowie schwere interstitielle Fibrose.

Bezüglich der Ätiologie werden pränatale Innervationsstörungen und/ oder Entwicklungs- bzw. Reifungsstörungen der Muskulatur aufgrund exogener, seltener auch endogener Faktoren diskutiert.

D: Postpoliomyelitische spinale Muskelatrophie
E: *Post-poliomyelitic spinal muscular atrophy*

Synonyme: Atrophia spinalis postpoliomyelitica
  Chronische Poliomyelitis

Mit einer Latenz von 5 bis 30 Jahren nach einer Poliomyelitis einsetzender, besonders langsam progredienter myatrophischer Prozeß, beginnend und betont in den von der Vorkrankheit betroffenen Muskeln.
  Kein Hinweis auf entzündliche Veränderungen im Vorderhornareal.

Anhang

D: Spinale Muskelatrophie bei GM$_2$-Gangliosidose
E: *Spinal muscular atrophy with GM$_2$ gangliosidosis*

Rezessiv erblicher Hexosaminidase-A-Defekt mit dem Bild der langsam progredient verlaufenden →spinalen Muskelatrophie vom proximalen Verteilungstyp mit pelvi-femoralem Beginn, der sich im 2. Dezennium manifestiert.

Pathologisch-anatomisch Lipidspeicherung (GM$_2$-Gangliosidspeicherung), die auf einem Defekt der Hexosaminidase A beruht; in Nerven- und Gliazellen zumeist typische Membrankörper.

IV. Amyotrophische Lateralsklerose

D: Amyotrophische Lateralsklerose
E: *Sporadic amyotrophic lateral sclerosis*

Synonyme: Myatrophische Lateralsklerose
Morbus Charcot
Motor-Neuron-Disease

Sporadisch auftretende Krankheit mit Zeichen einer Schädigung der zentralen und peripheren motorischen Neurone: Muskelatrophien mit Faszikulieren und nachfolgenden schlaffen Lähmungen sowie spastischen Symptomen, die manchmal erst im weiteren Verlauf erkennbar werden. Selten Schmerzen und geringfügige Sensibilitätsstörungen. Beginn in mittlerem Lebensalter, meist rasch progredienter Verlauf – im Mittel drei Jahre – bis zum tödlichen Ende. Die atrophischen Paresen entsprechen bestimmten Mustern mit Beginn
a) in den distalen oder proximalen Armmuskeln (ca. 40%),
b) in den Schluck-, Schlund- und Zungenmuskeln (bulbärer Typ, ca. 25%),
c) in den Unterschenkelmuskeln (peronealer Typ, ca. 25%),
d) in den Pyramidenbahnen (mit Zeichen einer spastischen Läsion, ca. 10%).

Pathologisch-anatomisch Degeneration der kortikospinalen, kortikobulbären und peripheren motorischen Neuronensysteme. Im Muskel bei fortgeschrittenen Fällen neurogenes Gewebssyndrom mit felderförmiger Atrophie.

D: Dominant erbliche amyotrophische Lateralsklerose
E: *Hereditary amyotrophic lateral sclerosis*

Synonym: Dominant erbliche myatrophische Lateralsklerose

Dominant autosomal erbliches Leiden, das in Symptomatik und Verlauf der sporadisch vorkommenden Form ähnlich ist. Häufig ist der Beginn der Lähmungen und der Atrophien im Bereich der unteren Extremitäten (40 bis 50%). Das Geschlechterverhältnis beträgt 1:1, der Manifestationsgipfel liegt bei 47 Jahren. Gelegentlich werden extrapyramidal-motorische Syndrome und Demenz beobachtet.

Die pathologisch-anatomischen Veränderungen entsprechen denen der sporadischen amyotrophischen Lateralsklerose. In 50% der Fälle kommt es auch zu einer geringen Degeneration der Hinterstränge.

D: Amyotrophische Lateralsklerose, Guam-Typ
E: *Amyotrophic lateral sclerosis, Guam type*

Sporadische Form der amyotrophischen Lateralsklerose ungeklärter Ätiologie. Endemisch auftretende Krankheit in den Bevölkerungsgruppen einzelner Inseln des Pazifischen Ozeans (Guam, Neu Guinea und Japan) sowie häufige Assoziation mit dem Parkinson-Demenz-Komplex, der als Variante des Guam-Typs der amyotrophischen Lateralsklerose angesehen wird. Das Manifestationsalter liegt zwischen 40 und 50 Jahren und damit etwas früher als bei der sporadischen Form; das Verhältnis von Frauen zu Männern beträgt 2,5 : 1.

Pathologisch-anatomisch findet man neben den charakteristischen Ausfallsbefunden der amyotrophischen Lateralsklerose (siehe sporadische Form der amyotrophischen Lateralsklerose) Anhäufungen von Neurofilamenten in den motorischen Vorderhornzellen.

D: Spastisch-amyotrophisches Syndrom bei Neoplasie
E: Carcinomatous amyotrophic lateral sclerosis

Synonym: Paraneoplastische amyotrophische Lateralsklerose (falsch)

Syndrom ähnlich der sporadischen amyotrophischen Lateralsklerose, häufig mit systemüberschreitenden Symptomen und meist längerem Verlauf. Bei Kranken mit malignen Tumoren, vorwiegend Bronchialkarzinomen, als paraneoplastische Erkrankung (wahrscheinlich Enzepholomyelopathie) gewertet.

V. Myasthenien

D: Myasthenia gravis
E: *Myasthenia gravis*

Synonyme: Erworbene Autoimmun-Myasthenie
Myasthenia gravis pseudoparalytica
Erb-Goldflam-Krankheit
Paralysis spuria non habitualis (medizinhistorisch)

Vorwiegend sporadisch auftretende Autoimmunkrankheit mit belastungsabhängiger Muskelschwäche. Die Schwäche kann jeden quergestreiften Muskel betreffen, insbesonders die okulo-fazio-pharyngealen Muskeln. Ptosis und Diplopie, auch Schwierigkeiten beim Kauen und Schlucken werden beobachtet. Schwäche der Arme und Beine und der Atmung können folgen. Zwei Formen werden unterschieden:
1. Okuläre Myasthenie mit Beschränkung auf die Augenmuskeln, günstiger Prognose, Neigung zu Spontanremission, geringem Ansprechen auf Pyridostigmin. 2. Generalisierte Myasthenie mit Beteiligung der gesamten quergestreiften Muskulatur, meist progredienter Symptomentwicklung. Auftreten im 1. Lebensjahrzehnt möglich, am häufigsten im 2. bis 4. Lebensjahrzehnt, dann bevorzugt bei Frauen. Assoziation mit dem genetisch fixierten Antigen HL-A B 8, häufig Thymushyperplasien. Bei Auftreten in höherem Lebensalter keine sichere Geschlechtsdifferenz; häufiges Vorkommen von Thymomen und unspezifischen Antikörpern gegen Muskelgewebe. Die Betroffenen zeigen eine große Empfindlichkeit gegenüber Curare.

Spezifische Antikörper im Serum gegen Acetylcholinrezeptoren der motorischen Endplatte führen zur Blockierung der Impulsübertragung zwischen Nerv und Muskel.

Diagnose durch Edrophoniumchlorid-(Tensilon®)-Test, Stimulations-Elektromyogramm, Einzelfaser-Elektromyographie und Nachweis der spezifischen Antikörper im Serum.

Therapie: Cholinesterasehemmer, immunsuppressive Maßnahmen, gegebenenfalls Thymektomie oder Plasmaseparation.

Anmerkung: Tritt gelegentlich zusammen mit anderen Autoimmunkrankheiten auf: Etwa 5% der Myastheniepatienten haben gleichzeitig eine Hyperthyreose, 1 bis 2% eine primär chronische Polyarthritis; seltener ist die Kombination mit Lupus erythematodes, Colitis ulcerosa oder autoimmunhämolytischer und perniziöser Anämie.

D: Kongenitaler Endplatten-Acetylcholinesterase-Mangel
E: Congenital endplate acetylcholinesterase deficiency

Angeborene Störung mit variablen Paresen und rascher Ermüdbarkeit, die schon kurz nach der Geburt auftritt und bisher nur bei einem Patienten beschrieben wurde. Konnte nicht mit Cholinesterasehemmern therapiert werden.

D: Kongenitales Syndrom des langsamen Kanals
E: *Slow-channel syndrome*

Krankheitsbild mit autosomal dominanter Vererbung bei hoher Penetranz, aber variabler Expressivität. Abnorme Ermüdbarkeit der Muskeln. Entwickelt sich je nach Schwere schon im Kindes- oder erst im Erwachsenenalter. Progrediente, intermittierende oder stationäre Verläufe wurden beobachtet. Bevorzugt sind Fingerextensoren und Augenmuskeln betroffen. Cholinesterasehemmer wirken nicht oder kaum.

D: Kongenitaler Endplatten-Acetylcholinrezeptor-Mangel
E: *Congenital end plate acetylcholine receptor deficiency*

Vermutlich autosomal rezessiver Erbgang. Schwäche schon bei Geburt, verlangsamte motorische Entwicklung. Später abnorme Ermüdbarkeit. Bevorzugt sind Gesicht, Nacken und Extremitäten betroffen. Alle Patienten zeigen als Erwachsene eine komplette Ophthalmoplegie. Rezeptor-Antikörper fehlen. Therapeutisches Ansprechen auf Cholinesterasehemmer.

D: Transitorische neonatale Myasthenie
E: *Transient neonatal myasthenia*

Synonym: Myasthenie Neugeborener

Vorübergehende Muskelschwäche Neugeborener von Müttern mit Myasthenia gravis, hervorgerufen durch diaplazentare Übertragung spezifischer Antikörper gegen Acetylcholinrezeptoren der motorischen Endplatte. Vorkommen in 10 bis 15%. Es resultiert Trink- und Saugschwäche bis hin zu lebensbedrohlicher Atemschwäche.
  Symptomatische Therapie mit Cholinesterase-Hemmstoffen.
  Die Störung verschwindet innerhalb einiger Wochen von selbst.

D: Kongenitaler Defekt der Acetylcholin-Synthese
E: *Defect in acetylcholin synthesis or packaging*

Synonyme: Konnatale Myasthenie
Kongenitale Myasthenie
Persistierende kongenitale Myasthenie
Angeborene Myasthenie

Sehr selten vorkommende myasthene Muskelschwäche bei Neugeborenen gesunder Mütter. Wurde bei Geschwistern beobachtet; daher wird rezessiver Erbgang vermutet. Schwäche der Augenbewegung, unter Umständen auch der Körpermuskeln, die sich im Laufe der Jahre langsam bessert. Die nachweisbare Störung der neuromuskulären Übertragung spricht schlecht auf Cholinesterasehemmer an. Es finden sich keine Antikörper gegen Azetylcholinrezeptoren.

D: D-Penicillamin-induzierte Myasthenie
E: *Penicillamine-induced myasthenia*

Durch langfristige Medikation von D-Penicillamin bei Patienten mit rheumatoider Arthritis ausgelöste, belastungsabhängige Muskelschwäche.
Störung der neuromuskulären Übertragung durch spezifische Antikörper gegen die Acetylcholinrezeptoren der motorischen Endplatte. Das Bild entspricht dem der →Myasthenia gravis.
Nach Absetzen von D-Penicillamin bildet sich die Störung innerhalb einiger Monate zurück.

D: Eaton-Lambert-Syndrom
E: *Eaton-Lambert syndrome*

Synonyme: Myasthenisch-myopathisches Syndrom
Lambert-Eaton-Syndrom

Myasthenie-ähnliche Muskelschwäche, die den paraneoplastischen Krankheiten zugeordnet wird. Kommt meist in Zusammenhang mit einem kleinzelligen Bronchialkarzinom vor, gelegentlich auch bei anderen Karzinomen, sehr selten ohne neoplastische Grunderkrankung. Die Symptome können schon monatelang bestehen, ehe das Karzinom erkannt wird. Es kommt zu einer Schwäche und Ermüdbarkeit, die an den Beinen betont ist. Durch Muskelarbeit läßt sich die Schwäche kurzfristig bessern. Oft bestehen zusätzlich leichte paraneoplastische Polyneuropathie, Mundtrockenheit und Potenzstörung. Die Patienten sind sehr empfindlich gegenüber Muskelrelaxantien (Narkose!). Cholinesterasehemmer wirken geringer als bei der Myasthenia gravis.

Ätiologisch lassen sich humorale Antikörper gegen die Calciumkanäle präsynaptischer Membranen an den motorischen Endplatten nachweisen. Ähnlich wie bei der Botulinus-Intoxikation ist die Acetylcholinausschüttung an den neuromuskulären Synapsen verringert.

Im Elektromyogramm ist die Amplitude des Summenaktionspotentials eines Muskels bei Nervenreizung sehr niedrig, unmittelbar nach kurzer Muskelarbeit aber normal hoch. Bei Serienreizung kommt es zu einem typischen Amplitudeninkrement.

Pathologisch-anatomisch Verringerung und Verkleinerung der aktiven Zonen an den präsynaptischen Membranen, Hypertrophie des postsynaptischen Faltenapparates mit Verlängerung der postsynaptischen Membran.

VI. Myotonien

D: Myotonia congenita Thomsen
E: *Myotonia congenita, Thomsen's type*

Synonyme: Myotonia congenita, Typ I
Thomsen-Krankheit

Dominant autosomal erbliche Störung der quergestreiften Muskulatur, charakterisiert durch verzögerte Erschlaffung nach Kontraktion. Die →Myotonie besteht von Geburt an und das ganze Leben über mit meist nur geringer Behinderung. Muskelhypertrophie mit pseudoathletischem Habitus.
Pathogenetisch Anomalie der Muskelzellmembran mit Verringerung der Leitfähigkeit für Chlorid-Ionen.
Im Elektromyogramm werden typische myotone Entladungsserien registriert.

D: Myotonia congenita mit Muskelschmerzen
E: Myotonia congenita with painful cramps

Synonym: Myotonia congenita, Typ II

Seltene, dominant autosomal erbliche Muskelkrankheit ähnlich der →Myotonia congenita Thomsen. Der auffälligste Unterschied ist die Schmerzhaftigkeit der Muskelerschlaffung.

**D: Myotonia congenita
mit ausgeprägter Kälteabhängigkeit**
E: Myotonia congenita with marked cold-dependence

Synonym: Myotonia congenita, Typ III

Seltene, dominant autosomal erbliche Muskelkrankheit, ähnlich der
→Myotonia congenita Thomson, bei welcher die Myotonie durch Abkühlung ganz erheblich zunimmt. Im Unterschied zur →Paramyotonia congenita Eulenburg tritt keine Kältelähmung auf.

Anmerkung: Die genaue nosologische Zuordnung bedarf noch weiterer Untersuchungen.

D: Rezessiv erbliche generalisierte Myotonie, Typ Becker
E: *Myotonia congenita, Becker's type*

Synonym: Rezessive Myotonia congenita (irreführend)

Rezessiv autosomal erbliche Muskelkrankheit mit verzögerter Erschlaffung der Muskeln nach Kontraktion und oft ausgeprägter vorübergehender Schwäche der ersten Muskelkontraktionen nach Ruhe. Die Symptome beginnen oft erst gegen Ende des ersten Lebensjahrzehnts oder noch später und können für Jahre progredient sein. Die Muskulatur ist hypertrophisch, gelegentlich mit Verschmächtigung der distalen Strecker, der vorderen Halsmuskulatur und der kleinen Handmuskeln. Männer sind durchschnittlich schwerer betroffen als Frauen.

Der Krankheit liegt eine Anomalie der Muskelzellmembran mit einer gestörten Leitfähigkeit für Chlorid-Ionen zugrunde.

Im Elektromyogramm werden wie bei der →Myotonia congenita Thomsen myotone Entladungsserien registriert.

Anmerkung: Heterozygotenmanifestation kommt vor und führt zu leichterer Ausprägung der Myotonie. Früher als Myotonia levior bezeichnet.

D: Chondrodystrophische Myotonie, rezessiver Typ
E: *Chondrodystrophic myotonia, recessive autosomal type*

Synonyme: Schwartz-Jampel-Syndrom
Spondyloepimetaphyseale Dysplasie mit Myotonie
Kongenitale Blepharophimose mit Myopathie
Osteochondrodystrophische Myotonie
Osteochondromuskuläre Dystrophie
Myotonia chondrodystrophica
Catel-Hempel-Syndrom
Aberfeld-Syndrom
Myotonische Dystonie
Myotonische Myopathie

Rezessiv autosomal vererbte Krankheit mit Skelettdeformierung, Zwergwuchs und einer besonderen Art von →Myotonie. Die Betroffenen zeigen ein maskenhaft unbewegliches Gesicht, auffallend enge Lidspalten und sprechen mit hoher gepreßter Stimme. Oft bestehen Gelenkkontrakturen, besonders der Hüften; Trichterbrust, Kyphoskoliose und basale Impression kommen vor. Röntgenologisch sind die Epiphysen abnorm, ohne daß Störungen des Mukopolysaccharidstoffwechsels bestehen. Die Patienten haben Muskelsteifheit und Bewegungsbehinderung, oft auch Muskelhypertrophie. Die Atmung kann durch knöcherne Thoraxveränderung und Muskelsteifheit schwer behindert sein.

Elektromyographisch finden sich myotone Entladungsserien wie bei Myotonie und eine ständige elektrische Aktivität neurogener Art, die unter Curare verschwindet.

Pathologisch-anatomisch sind am Muskel bisher keine spezifischen Veränderungen nachgewiesen worden.

D: Chondrodystrophische Myotonie, dominanter Typ
E: *Chondrodystrophic myotonia, dominant autosomal type*

Chondrodystrophische Myotonie, bei der eine dominant autosomale Vererbung durch zwei Familien mit mehreren Fällen in aufeinander folgenden Generationen belegt ist. Das klinische Bild ist bisher von dem des rezessiv autosomal vererbten Typs nicht mit Sicherheit zu unterscheiden. In Familien mit dominanter Vererbung scheint die Variabilität in der Ausprägung größer zu sein.

Pathologisch-anatomisch unspezifisch myopathische und neurogene Veränderungen.

D: Paramyotonia congenita Eulenburg
E: *Paramyotonia congenita*

Synonyme: Morbus Eulenburg
Erbliche Kältelähmung

Seltene, dominant autosomal erbliche Störung der Muskelfunktion. Der zugrundeliegende Defekt ist nicht bekannt. Bei Abkühlung der Muskulatur tritt eine tonische Muskelsteifheit auf, der im allgemeinen eine vorübergehende Kontraktur und Muskelschwäche folgen. Betroffen sind besonders das Gesicht und die Hände. Zusätzliche Muskelarbeit beschleunigt das Eintreten der Muskelschwäche und verstärkt sie meistens. Geringfügige, auch klinisch erkennbare myotonische Symptome können auch in Wärme vorhanden sein.

Pathophysiologisch liegt wahrscheinlich eine Störung im Bereich der Natriumkanäle des Sarkolemms vor.

D: Myotonia acquisita
E: Myotonia acquisita

Reversible →Myotonie durch chemische Substanzen (z. B. 2,4-Dichlorphenoxyacetat) oder Medikamente (z. B. 20,25-Diazacholesterin).

D: Myotonische Dystrophie
E: *Myotonic dystrophy*

Synonyme: Dystrophia myotonica
Myotonia dystrophica
Myotonia atrophica
Morbus Steinert
Morbus Steinert-Curschmann
Morbus Batten-Gibb

Dominant autosomal erbliche Krankheit mit nahezu kompletter Penetranz und extrem variabler Expressivität, deren genetisch determinierter Defekt in der Bande 13.1 auf dem kurzen Arm des Chromosoms 19 lokalisiert ist. Pathognomonisch ist die Kombination von →Muskeldystrophie (Gesichts-, Hals- und distale Extremitätenmuskulatur) und →Myotonie. Sehr häufig sind außerdem Katarakt, Hypotonie des Augenbulbus, Retinopathia pigmentosa, primäre Hodenatrophie, Reizleitungsstörungen am Herzen, Stirnglatzenbildung, Intelligenzmangel, Abnormitäten der Persönlichkeit, Hyperinsulinämie und Hypoglobulinämie durch vermindertes IgG. Das Erkrankungsalter erstreckt sich von der Kindheit bis ins späte Erwachsenenalter mit einem Gipfel im 2. und 3. Lebensjahrzehnt.
  Daneben gibt es eine kongenitale Form, die bei Neugeborenen myotonisch-dystrophischer Mütter vorkommt und in den ersten Lebenswochen nicht das typische Bild einer myotonischen Dystrophie, sondern meist ausgeprägte muskuläre Hypotonie, teilweise mit gravierenden, später reversiblen Schluck- und Atemstörungen zeigt.
  In der Regel charakteristischer histopathologischer Befund.

VII. Andere Kontraktionsstörungen

D: Neuromyotonie
E: *Neuromyotonia*

Synonyme: Syndrom der kontinuierlichen Muskelfaseraktivität
Isaacs-Syndrom
Isaacs-Mertens-Syndrom
Syndrom mit Myokymie, Faszikulieren, Muskelatrophie und verstärktem Schwitzen (Gamstorp-Wohlfart)
Gamstorp-Wohlfart-Syndrom
Quantal-Squander-Syndrom
Morvan-Syndrom (I)

Nichterbliche Krankheit der peripheren motorischen Nerven, die klinisch als →Myotonie imponiert. Durch eine pathogenetisch ungeklärte Überregbarkeit der Axone kommt es zu Daueranspannung der Skelettmuskeln mit hochgradiger Bewegungsbehinderung und Neigung zu Kontrakturen, →Myokymie, Schwitzen. Betroffen sind besonders die distalen Muskeln. Manifestation vom Kindesalter an bis ins fortgeschrittene Erwachsenenalter.

Im Elektromyogramm Daueraktivität mit typischen Mehrfachentladungen (Multiplets), welche bei Wurzelblockade durch Spinalanästhesie unverändert bleiben, bei Curarisierung der Endplatte verschwinden.

Besserung durch Phenytoin und Carbamazepin.

D: Familiäre Muskelkrämpfe und -schmerzen
E: Familiar cramps with muscle pain

Äußerst seltene, in der Kindheit einsetzende, aber nicht progrediente Störung mit unterschiedlichem Erbgang, gekennzeichnet durch →Crampi und →Faszikulieren, vor allem in distalen Extremitätenmuskeln (besonders in den Waden) nach Muskelbeanspruchung.

D: Myopathie mit prolongierter Muskelrelaxation
E: Myopathy with defect in relaxing factor

Synonym: Kalzium-Transport-Myopathie

Muskelkrankheit mit schmerzlosen Muskelkontrakturen unter forcierter Muskelarbeit, die sich in Ruhe nach wenigen Sekunden lösen. Durch Kälte kann das Phänomen verlängert werden. Auftreten in der Kindheit.

Ursache ist ein verlangsamter Rücktransport des Kalziums in das sarkoplasmatische Retikulum.

D: Stiff-Man-Syndrom
E: *Stiff man syndrome*

Synonyme: Spindelmyotonie
Muskelstarre-Syndrom
Moersch-Woltmann-Syndrom

Nichterbliches, pathogenetisch noch unklares Krankheitsbild, bei dem es innerhalb einiger Wochen zu einer fluktuierenden tonischen Verspannung der Rumpf- und proximalen Extremitätenmuskeln kommt. Starke Schreckhaftigkeit mit überlagernden plötzlichen Muskelspasmen (Hyperekplexie), die sehr schmerzhaft sind und bis zur Knochenfraktur führen können. Manifestation bei Männern und Frauen im Erwachsenenalter. Jahrelanger Verlauf.

Im Elektromyogramm Daueraktivität motorischer Einheiten.

Spinalanästhesie führt zur Muskelerschlaffung. Verschlechterung durch dopaminerge Medikation, Besserung durch Clonazepam und Diazepam.

D: Erbliches Stiff-Man-Syndrom
E: *Hereditary stiff man syndrome*

Synonym: Pseudo-Stiff-Man-Syndrom

Dominant autosomal erbliche Krankheit mit ausgeprägter Muskelhypertonie bereits beim Neugeborenen. Der Tonus erhöht sich maximal bei Erregung und ist im Schlaf normal. Häufig finden sich umbilikale, epigastrische und/oder inguinale Hernien.

Das Elektromyogramm zeigt kontinuierliche Aktivität mit normalen Aktionspotentialen.

Die Hypertonie ist durch Diazepam oder Clonazepam zu beeinflussen, bessert sich aber auch spontan im Verlauf der ersten Lebensmonate und ist in der Regel im 3. bis 4. Lebensjahr völlig verschwunden. In mehreren Fällen wurde, meist erst in der Adoleszenz, häufig Startle-Reaktion bei Erregung oder Schreck beobachtet (Hyperekplexie).

VIII. Periodische dyskaliämische Lähmungen

D: Periodische Lähmung
E: *Periodic paralysis*

Synonyme: Episodische Adynamie
Episodische Paralyse
Paroxysmale dyskaliämische Lähmung

Sammelbezeichnung für anfallsweise (episodisch) auftretende Muskelschwäche, verbunden mit Änderung des Kaliumspiegels im Serum.

Anmerkung: Die deutschsprachige Arbeitsgruppe ist der Auffassung, daß die Bezeichnung „Episodische Adynamie" besser, wenn auch international nicht durchzusetzen ist.

D: Familiäre hypokaliämische periodische Lähmung
E: *Familial hypokalaemic periodic paralysis*

Synonyme: Hypokaliämische episodische Adynamie
Familiäre paroxysmale Lähmung
Erbliche hypokaliämische periodische Lähmung

Dominant autosomal erbliche Muskelkrankheit mit anfallsartiger schlaffer Muskellähmung, die meistens nachts auftritt und einige Stunden bis Tage andauert. Beginn überwiegend im 2. Lebensjahrzehnt. Unterschiedliche Expressivität. Sporadische Fälle ungeklärter Genetik kommen vor. Männer weisen ausgeprägtere Symptome auf als Frauen. Bei schweren Lähmungen kann die Gesichts-, Schlund- und Atemmuskulatur mitbetroffen sein. Im Alter sind die Anfälle leichter und seltener; gelegentlich entwickelt sich eine bleibende Muskelschwäche.

Im Anfall ist das Kalium im Serum erniedrigt. Provokation durch kohlenhydrat- und kochsalzreiche Mahlzeiten und körperliche Anstrengungen. Besserung im Anfall durch Kaliumgabe.

Pathologisch-anatomisch finden sich Dilatationen und Vakuolen im Bereich des sarkoplasmatischen Retikulums und der transversalen Tubuli sowie Kalksalzausfällungen in den Muskelfasern.

D: Familiäre hyperkaliämische periodische Lähmung
E: *Familial hyperkalaemic periodic paralysis*

Synonyme: Adynamia episodica hereditaria Gamstorp
Erbliche hyperkaliämische periodische Lähmung
Hyperkaliämische periodische Paralyse

Dominant autosomal erbliche Muskelkrankheit mit Attacken von schlaffer Muskellähmung. Die Schwäche tritt meistens am Tage in Ruhe auf, unmittelbar nach körperlicher Anstrengung, und dauert oft nur ½ bis 1 Stunde. Männer und Frauen sind gleich häufig betroffen. Beginn während der Kindheit, im Laufe des Lebens Besserung. Bleibende Muskelschwäche kann sich entwickeln.

Während des Anfalls steigt das Kalium im Serum an. Provokation durch Kaliumgabe. Besserung durch Muskelbewegung und Kohlenhydrataufnahme.

D: Familiäre hyperkaliämische periodische Lähmung mit Myotonie
E: Familial hyperkalaemic periodic paralysis with myotonia

Synonym: Paralysis periodica myotonica

Dominant autosomal erbliche Muskelkrankheit mit Attacken von schlaffer Muskellähmung wie bei der →familiären hyperkaliämischen periodischen Lähmung. Außerdem weisen die Betroffenen in diesen Familien leichte myotone Symptome auf: lid lag (tonisches Zurückbleiben der Oberlider), Perkussionsmyotonie, geringe Steife bei Bewegung nach Ruhe. Zu Beginn einer Lähmungsattacke kann sich die →Myotonie verstärken.

Im Elektromyogramm finden sich auch im Lähmungsintervall myotone Entladungsserien.

D: Familiäre normokaliämische periodische Lähmung
E: *Familial normokalaemic periodic paralysis*

Synonyme: Normokaliämische, Natrium-empfindliche, familiäre periodische Paralyse
Normokaliämische periodische Paralyse
Poskanzer-Kerr-Syndrom

Dominant autosomal erbliche Muskelkrankheit mit Lähmungsattacken, die im ersten Lebensjahrzehnt einsetzen. Die Attacken treten in der Ruhepause nach einer Anstrengung auf. Provokation durch Kaliumgabe (insofern Ähnlichkeit mit der →familiären hyperkaliämischen periodischen Lähmung). Jedoch steigt das Kalium im Serum während einer Attacke nicht an. Durch Natriumgabe wird die Schwäche gebessert.

Anmerkung: Wegen der wenigen bisher untersuchten Fälle ist eine eindeutige Definition dieses Krankheitsbildes und die Abgrenzung von der →familiären hyperkaliämischen periodischen Lähmung noch problematisch.

D: Paralysis periodica paramyotonica
E: *Paralysis periodica paramyotonica*

Seltene, dominant autosomal erbliche Muskelkrankheit, die eine Kombination der Symptome von →familiärer hyperkaliämischer episodischer Lähmung und →Paramyotonia congenita zeigt. Die Betroffenen entwickeln unter Kälteeinwirkung erst Steifigkeit und dann Schwäche der Muskeln; Muskelarbeit verschlimmert die Symptome. Unabhängig von der Temperatur treten in der Ruhephase nach Muskelanstrengung Attacken von schlaffer Lähmung der Extremitäten- und Rumpfmuskeln ohne Steifigkeit auf. Die Schwäche kann bis zu Stunden andauern. Muskelbewegung wirkt sich günstig für die Rückbildung aus.

Der Kaliumgehalt im Serum liegt während einer Attacke im oberen Normbereich.

D: Thyreotoxische periodische Lähmung
E: *Thyrotoxic periodic paralysis*

Synonym: Hyperthyreote periodische Lähmung

Thyreotoxikose mit anfallsweiser Muskelschwäche ähnlich der →familiären hypokaliämischen periodischen Lähmung. Die meisten Fälle sind sporadisch. Beobachtet vorwiegend in Ostasien.
Bei Behandlung der Thyreotoxikose hören die Schwächeanfälle auf.

IX. Muskeldystrophien

D: Muskeldystrophie
E: *Muscular dystrophy*

Synonyme: Dystrophia musculorum progressiva
Progressive Muskeldystrophie

Oberbegriff für erbliche Krankheitsbilder mit progredientem Verlauf aufgrund eines degenerativen Abbaus der quergestreiften Muskulatur. Muskelschwäche und -schwund sind meist symmetrisch. Aufgrund unterschiedlichen Erkrankungsalters, unterschiedlicher Lokalisation im Beginn und unterschiedlichen Ausbreitungsmusters sowie unterschiedlicher Erbgänge werden verschiedene genetische Typen angenommen. Der primäre, unmittelbar genabhängige Defekt ist noch unbekannt, wenn auch einzelne Gene bereits lokalisiert oder sogar identifiziert sind.

Verschiedene Muskelenzyme im Serum sind meist leicht bis stark erhöht. Im Elektromyogramm „myogenes" Muster mit pathologischem Recruitment, niedrigen und verkürzten Aktionspotentialen, vermehrten polyphasischen Potentialen, möglichen Fibrillationen und einem Interferenzmuster mit verminderter Amplitude bei Maximalaktivität.

Pathologisch-anatomisch in der Skelettmuskulatur myopathisches Muster mit Kalibervariation, Faserdegeneration und -regeneration in verschiedenen Stadien. Vermehrt zentralliegende Kerne sowie eine endo- und perimysiale Fibrose und schließlich Fettvakatwucherung.

D: Muskeldystrophie, Typ Duchenne
E: *Severe X-linked recessive muscular dystrophy, Duchenne type*

Synonyme: X-chromosomal erbliche Muskeldystrophie, infantiler Typ
Dystrophia musculorum progressiva, Typ III (obsolet)
Duchenne-Dystrophie
Duchenne-Muskeldystrophie
Infantile maligne Muskeldystrophie

Rezessiv X-chromosomal erbliche Muskelkrankheit; häufigste Form der →Muskeldystrophien. Sie betrifft in der Regel nur das männliche Geschlecht. Vermutlich ist ein Drittel aller Erkrankungen auf Neumutationen zurückzuführen. Die weiblichen Überträger (Konduktorinnen) weisen zu 70% erhöhte Kreatinkinase-Werte auf und sind in ca. 10% klinisch auffällig. Die Krankheit ist schon bei der Geburt vorhanden, wird manifest infolge statomotorischer Störungen und ist gekennzeichnet durch Muskelschwäche im Beckengürtel- und Oberschenkelbereich und Übergreifen in wenigen Jahren auf die Muskulatur des Schultergürtels und Rumpfes. Die distalen Extremitätenmuskeln bleiben am längsten verschont. Klinisch typisch sind Abstützen auf die Oberschenkel beim Aufrichten, schaukelnder Gang, Lendenhyperlordose, Pseudohypertrophien der Wadenmuskulatur und Fehlen der Patellarsehnenreflexe. Kontrakturen bedingen vor dem 10. Lebensjahr eine Spitzfußstellung sowie Beugehaltungen in der Hüfte und den Ellenbogengelenken. 5 bis 10 Jahre nach der Erstmanifestation Gehunfähigkeit. Die Herzmuskulatur ist meist beteiligt. Intelligenzminderung kommt vor. Die Mehrzahl der Patienten stirbt vor dem 25. Lebensjahr.
Im Serum starke Erhöhung der Kreatinkinase bereits von Geburt an. Elektromyographischer Befund wie bei Muskeldystrophie.
Pathologisch-anatomisch sind fokale Muskelfasernekrosen anfangs besonders charakteristisch. Enzymhistochemisch oft Verminderung oder Fehlen der Typ-2B-Fasern bzw. Nachweis einer Typ-1-Faserprädominanz. In geschädigten Fasern erhöhter Kalziumionen-Gehalt nachweisbar. Ultrastrukturell primäre Membrandefekte. Als Ursache der Muskelfasernekrosen wird ein Dystrophin-Mangel diskutiert.

D: Muskeldystrophie, Typ Becker-Kiener
E: *Benign X-linked recessive muscular dystrophy, Becker's type*

Synonyme: Benigne X-chromosomal erbliche Muskeldystrophie
Dystrophia musculorum progressiva, Typ III (obsolet)
Muskeldystrophie, juveniler Typ

Rezessiv X-chromosomale und im Vergleich zum →Typ Duchenne gutartigere Form der →Muskeldystrophie. Manifestation beim männlichen Geschlecht zwischen dem 5. und 15. Lebensjahr mit Muskelschwäche, die primär symmetrisch den Beckengürtel und später den Schultergürtel betrifft und eine langsame Progredienz zeigt. Die Patienten bleiben oftmals 30 bis 50 Jahre gehfähig. Die Lebenserwartung ist herabgesetzt. Pseudohypertrophie der Waden kommt regelmäßig vor. Kontrakturen und andere Deformitäten werden im allgemeinen nicht beobachtet. Die Herzmuskulatur ist gelegentlich beteiligt. Patienten können eigene Kinder haben. Sämtliche Töchter betroffener Väter sind Übertragerinnen der Krankheit; sämtliche Söhne sind frei. Die Töchter können, wie andere Konduktorinnen, erhöhte Serum-Enzym-Werte (besonders Kreatinkinase) aufweisen, die in der Regel nicht so hoch sind wie bei Konduktorinnen des Typs Duchenne.

Im Serum Kreatinkinase bereits von Geburt an vermehrt. Elektromyogramm und Histopathologie siehe Muskeldystrophie, wobei histopathologisch zusätzlich Denervationszeichen nachweisbar sind.

D: Benigne Muskeldystrophie mit Frühkontrakturen
E: *Benign X-linked recessive muscular dystrophy with early contractions and cardiomyopathy, Emery-Dreifuss type*

Synonyme: Céstan-Lejonne-Krankheit
Emery-Dreifuss-Krankheit

Sehr seltene, rezessiv X-chromosomale Form der →Muskeldystrophie. Die betroffenen Patienten unterscheiden sich durch erste Krankheitssymptome
a) im Alter von 4–5 Jahren in der oberen und unteren Extremität – bei Aussparung des M. deltoideus – mit frühzeitigen Kontrakturen der Mm. biceps und gastrocnemius; später Einbeziehung der Gesichtsmuskulatur in den Krankheitsprozeß (Emery-Dreifuss).
b) im Alter von 5–10 Jahren mit Kontrakturen der Muskeln des Nakkens, der Mm. biceps und gastrocnemius und frühe Bewegungseinschränkung der Wirbelsäule; keine Einbeziehung der Gesichtsmuskulatur in den Krankheitsprozeß.

Möglicherweise handelt es sich um zwei verschiedene X-chromosomale Typen. Bei beiden fehlen Muskelhypertrophien; Fertilität und Intelligenz sind ungestört, die Muskeldehnungsreflexe herabgesetzt oder erloschen. Herzrhythmus- und Überleitungsstörungen sind die Regel. Bei langsamer Progredienz ist die Gehfähigkeit bis in die 4. bis 5. Dekade erhalten. Ein plötzlicher Herztod zwischen dem 40. und 50. Lebensjahr durch AV-Block kommt vor.

Die Serumenzyme sind leicht bis mäßig erhöht. Elektromyogramm und Muskelhistologie weisen auf ein myogenes Krankheitsbild hin.

D: Fazio-skapulo-humerale Muskeldystrophie
E: *Facioscapulohumeral muscular dystrophy*

Synonyme: Dominant autosomale erbliche Muskeldystrophie
Dystrophia musculorum progressiva, Typ I (obsolet)
Erb-Landouzy-Déjerine-Krankheit
Muskeldystrophie, Schultergürtel-Typ
Myogenes skapulo-peroneales Syndrom (Teilform)

Dominant autosomale Krankheit mit variabler Expressivität. Manifestation vom Kleinkindesalter bis ins späte Erwachsenenalter bei einem Erkrankungsgipfel um das 16. Lebensjahr. Zunächst ist die Gesichts- und Schultergürtelmuskulatur, später auch die Muskulatur des Beckengürtels und der unteren Extremitäten betroffen. Manche Patienten zeigen keine Gesichtsbeteiligung. Häufig asymmetrische Ausprägung. Selten sind Kontrakturen und Deformitäten mit Ausnahme einer Skoliose. Meist bleibt die Gehfähigkeit bis ins fortgeschrittene Alter erhalten. Neben schweren kommen auch abortive Verläufe vor. Frauen sind offenbar durchschnittlich leichter als Männer betroffen. Die mittlere Lebenserwartung ist bei schwerem Verlauf leicht vermindert.

Die Serumenzyme zeigen nur leichte oder keine Erhöhungen. Das Elektromyogramm ist im Sinne eines myopathischen Musters verändert.

Pathologisch-anatomisch weist die Skelettmuskulatur relativ zum Schweregrad des klinischen Bildes geringfügige Veränderungen auf. Dazu gehören Faserhypertrophien, atrophische und aufgesplitterte Muskelfasern und anguläre Fasern. Häufig werden „Mottenfraß"-Fasern und vereinzelt reaktiv entzündliche Zellfiltrationen beobachtet, während eine Typ-1-Faserprädominanz fehlt.

Anmerkung: Vereinzelt soll auch rezessive Vererbung beobachtet worden sein.

D: Muskeldystrophie, Gliedergürtel-Typ
E: *Limb girdle muscular dystrophy*

Synonyme: Rezessiv autosomal erbliche Muskeldystrophie
Dystrophia musculorum progressiva, Typ II (obsolet)

Rezessiv autosomal vererbte Form der →Muskeldystrophie, die wahrscheinlich eine Gruppe unterschiedlicher Krankheitsbilder umfaßt. Entsprechend dem Manifestationsalter unterscheidet man einen infantilen, einen juvenilen und einen adulten Typ.

Infantiler Typ: Manifestation in den ersten Lebensjahren mit Symptomen ähnlich der →Duchenne-Form der Muskeldystrophie, einschließlich Wadenhypertrophie. Bei diesen Patienten ist der Tod bei rascher Progredienz vor dem 20. Lebensjahr möglich.

Juveniler Typ: Häufigster Gliedergürteltyp mit Manifestation gelegentlich zwischen dem 5. und 10., häufiger zwischen dem 10. und 20. Lebensjahr mit Gehunsicherheit, Watschelgang und Schwierigkeiten beim Treppensteigen ähnlich der →Becker-Kiener-Form der Muskeldystrophie. Meist besteht jedoch keine Wadenhypertrophie. Oft im 3. bis 4. Lebensjahrzehnt Gehunfähigkeit; die Lebenserwartung entspricht der Becker-Kiener-Form der Muskeldystrophie.

Adulter Typ: Sehr seltene Manifestation im 3. bis 5. Lebensjahrzehnt. Bei langsamer Progredienz besteht normale Lebenserwartung. Überwiegend beginnt die Muskelschwäche im Beckengürtel und aszendiert langsam in die Muskulatur des Schultergürtels (Typ Leyden-Möbius). Sehr selten Beginn der Muskelschwäche im Schultergürtel und deszendierende Ausbreitung auf die Beckengürtelmuskulatur (Typ Erb). Intelligenz und Fortpflanzung sind normal. Fuß- und Wirbelsäulendeformitäten kommen vor. Auch eine dominant autosomal erbliche Form soll im Erwachsenenalter vorkommen.

Erhöhung der Kreatinkinase leicht bis mäßig (selten stark). Elektromyogramm im Sinne eines myogenen Musters verändert.

Die Histologie der Skelettmuskulatur weist ein myogenes Gewebsmuster auf. Im Frühstadium starke Faserhypertrophie; häufig sind „Mottenfraß"-Fasern, Ringbinden sowie Typ-1-Faserprädominanz.

D: Distale Myopathie, Typ Welander
E: *Distal muscular dystrophy, Welander type*

Synonyme: Myopathia distalis tarda hereditaria Welander
Distale Muskeldystrophie, Typ Welander
Myopathia hereditaria Biemond (Teilform)
Myopathia distalis juvenilis hereditaria (Teilform)

Seltene, dominant autosomal erbliche →Myopathie. Homozygotie ist in Schweden beobachtet worden. Manifestation meist nach dem 20., vorwiegend zwischen dem 40. bis 60. Lebensjahr mit Befall distaler Muskeln, überwiegend der Hände, seltener der Füße. Die langsame Progredienz ermöglicht eine lange Geh- und Berufsfähigkeit bei fast normaler Lebenserwartung.

Die Serumenzyme können gering erhöht sein. Im Elektromyogramm myopathisches Muster.

Pathologisch-anatomisch „myopathisches" Gewebsmuster. Enzymhistochemisch wurden Typ-1-Faseratrophien beschrieben, außerdem gestörte Fasertypen-Differenzierungen.

Anmerkung: Vermutlich gibt es auch eine distale Myopathie mit bevorzugtem Beginn im Kindes- und Jugendalter, die gleichfalls dominant autosomal vererbt wird.

D: Distale Myopathie, rezessiv autosomal erbliche Form
E: *Distal muscular dystrophy, recessive autosomal type*

Rezessiv autosomal erbliche Muskelkrankheit mit Beginn im frühen Erwachsenenalter. Klinisch gekennzeichnet durch Schwäche und Atrophie im distalen Bereich der unteren Extremitäten.
Normale Nervenleitgeschwindigkeit. Die elektromyographischen und histopathologischen Befunde entsprechen denen einer Myopathie. Besonders charakteristisch ist die erhebliche Erhöhung der Kreatinkinase, die schon vor der klinischen Manifestation besteht.

Anmerkung: Eine Form mit Vermehrung intermediärer (Skeletin-)Filamente und sarkoplasmatischen Körperchen ist abgrenzbar.

D: Okuläre Myopathien
E: *Ocular myopathies*

Synonyme: Progressive äußere Ophthalmoplegie
von Graefe-Syndrom
Okuläre Muskeldystrophie

Heterogene, überwiegend sporadische, selten dominant autosomal erbliche Gruppe von Myopathien mit oder ohne Beteiligung des zentralen Nervensystems (siehe mitochondriale Enzephalomyopathie, MERRF und MELAS sowie Kearns-Sayre-Syndrom). Rezessive Vererbung wurde gleichfalls beschrieben. Beginn mit Ptosis und progredienter Ophthalmoplegia externa von früher Kindheit bis ins späte Erwachsenenalter. Häufig ist die Gesichts-, Nacken- und Schultergürtelmuskulatur beteiligt.

Spezielle Untersuchungen (Serumenzyme, Elektrodiagnostik, Histopathologie, Histochemie, Ultrastruktur, biochemische Mitochondrien-Enzymuntersuchungen) müssen den muskeldystrophischen Prozeß belegen und neurogene Prozesse und eine → Myasthenia gravis ausschließen.

D: Okulopharyngeale Muskeldystrophie
E: *Oculopharyngeal muscular dystrophy*

Seltene, dominant autosomal vererbte Form der →Muskeldystrophie. Sporadisches oder autosomal rezessiv erbliches Auftreten wurde gelegentlich beobachtet. Beginn mit Ptosis und Schluckstörungen um das 40. Lebensjahr mit langsamer Progredienz und stärkeren Schluckstörungen innerhalb von 20 Jahren. Eine Einbeziehung der glatten Muskulatur in den Krankheitsprozeß und Hodenatrophie sind möglich. Außer der Parese der Mm. levatores palpebrae findet sich – selten – eine Schwäche anderer Augen- und Skelettmuskeln.

Elektronenmikroskopisch sind charakteristische intranukleäre tubuläre Filamente (Durchmesser: 8,5 nm) nachweisbar.

D: [Quadrizeps-Myopathie]
E: Myopathy limited to quadriceps

Nicht zu empfehlende Gruppenbezeichnung für heterogene Krankheitsprozesse mit Schwergewicht der klinischen Symptomatik im Bereich der Strecker am Oberschenkel.

X. Kongenitale Myopathien und Muskelkrankheiten mit speziellen Strukturanomalien

D: Kongenitale Myopathie
E: *Congenital myopathy*

Synonyme: Benigne kongenitale Myopathie
Kongenitale Muskeldystrophie (irreführend)
Myatonia congenita Oppenheim
Benigne kongenitale oder infantile Hypotonie Walton

Sammelbezeichnung für überwiegend strukturell definierte, häufig erbliche Muskelkrankheiten, die sich oft im frühen Säuglingsalter unter dem klinischen Bild einer Muskelhypotonie und -schwäche sowie einer Abschwächung der Muskeleigenreflexe manifestieren. In vielen Fällen betrifft die Schwäche die Rumpf- und proximale Extremitätenmuskulatur; in einigen ist sie generalisiert unter Einschluß der mimischen Muskulatur. Dysmorphiesymptome kommen vor. Die klinische Symptomatik ist in der Mehrzahl der Fälle nicht oder nur wenig progredient; maligne Verläufe kommen vor.

Häufig uncharakteristisches oder normales Elektromyogramm. Histochemische und elektronenmikroskopische Untersuchungsmethoden sind für die Diagnose erforderlich.

D: Minimal-Change-Myopathie
E: *Minimal change myopathy*

Synonyme: Kongenitale unspezifische Myopathie
Myopathie mit minimalen Veränderungen

Bezeichnung für meist leichte, gelegentlich auch schwerere →kongenitale Myopathien mit minimalen morphologischen Veränderungen.

Anmerkung: Es ist anzunehmen, daß sich eine Reihe biochemisch noch näher differenzierbarer Krankheiten hinter dieser klinischen Beschreibung verbirgt.

D: Kongenitale Muskeldystrophie
E: *Congenital muscular dystrophy*

Synonyme: Kongenitale Muskeldystrophie, benigne Form, Typ Batten-Turner (Teilform, veraltet)
Kongenitale Muskeldystrophie, maligne Form, Typ de Lange (Teilform, veraltet)

Angeborene Muskelkrankheit, die sich nach der Geburt oder im frühen Säuglingsalter durch Muskelschwäche und -hypotonie, Abschwächung oder Fehlen der Muskeleigenreflexe und häufig auch Kontrakturen manifestiert. Entsprechend dem klinischen Verlauf wurden benigne und maligne Formen beschrieben.

Das histopathologische Bild ist dem der progredienten → Muskeldystrophien sehr ähnlich; die Bindegewebsproliferation ist oft besonders ausgeprägt.

Anmerkung: Wahrscheinlich beschreibt diese Diagnose keine nosologische Entität, sondern mehrere ätiologisch oder genetisch unterschiedliche Krankheitsbilder. Bei den bisher bekannten familiären Fällen wird ein rezessiv autosomaler Erbmodus angenommen.

D: Atonisch-sklerosierende angeborene Muskeldystrophie
E: *Congenital atonic sclerotic muscular dystrophy*

Synonym: Kongenitale Muskeldystrophie, Typ Ullrich

Seltene Form einer angeborenen → Muskeldystrophie, klinisch charakterisiert durch Muskelschwäche und -atrophie von Geburt an. Die mimische Muskulatur ist ausgespart. Kontrakturen der proximalen und Hyperextensibilität der distalen Gelenke. Normale Intelligenz. Häufig Hyperhidrosis. Die Krankheit ist nicht oder kaum progredient.

Anmerkung: Die nosologische Stellung ist noch nicht geklärt.

D: Kongenitale Muskeldystrophie, Typ Fukuyama
E: *Congenital muscular dystrophy with severe mental retardation*

Synonym: Zerebromuskuläre Dystrophie

Vorwiegend in Japan beobachtete Form einer rezessiv autosomalen →Muskeldystrophie, bei der neben einer schweren, progredienten statomotorischen regelmäßig auch eine geistige Entwicklungsstörung besteht. In der Hälfte der Fälle treten epileptische Anfälle auf. Die Lebenserwartung ist erheblich verkürzt.

Die Kreatinkinase ist mäßig bis stark erhöht.

Pathologisch-anatomisch finden sich in der Muskulatur unspezifische dystrophische Veränderungen mit Bindegewebsproliferation. Das Gehirn zeigt dysgenetische Störungen in Form von Lissenzephalie und Polymikrogyrie, Erweiterung der Hirninnenräume, Gliose der weißen Substanz, abnorme Zytoarchitektur in der Großhirn- und Kleinhirnrinde sowie häufig eine Fusion der Frontallappen durch eine Brücke aus grauer Substanz.

D: Central-Core-Myopathie
E: *Central core disease*

Synonyme: Zentralfibrillen-Krankheit
Zentralfibrillen-Myopathie
Shy-Magee-Syndrom

Meistens dominant, selten rezessiv autosomal erbliche →kongenitale Myopathie. Im Säuglingsalter oder später beginnende leichte und kaum fortschreitende, proximal betonte oder generalisierte Muskelschwäche und -hypotonie. Skelett- oder Gelenksdysplasien sind häufig.

Die bioptisch-histologische Untersuchung zeigt in oxidativen Enzympräparationen oft einzelne, meist zentral gelegene Defekte. Elektronenoptisch fehlen in diesen Bezirken Mitochondrien und sarkoplasmatisches Retikulum. Das myofibrilläre Muster kann weitgehend erhalten oder auch zerstört sein – entsprechend wird von strukturierten oder unstrukturierten Cores gesprochen. Cores finden sich vorzugsweise in Typ-1-Fasern; häufig besteht der Muskel vorwiegend oder ausschließlich aus Typ-1-Fasern.

Anmerkung: „Central cores" sind nicht spezifisch für die Myopathie gleichen Namens, sondern kommen auch bei anderen, meist neurogenen Krankheiten vor.

D: Minicore-Myopathie
E: *Minicore myopathy*

Synonyme: Multicore-Myopathie
Multi-Minicore-Myopathie

Benigne →kongenitale Myopathie mit rezessiv-autosomaler Vererbung. Die betroffenen Muskelfasern zeigen multiple, unregelmäßig verteilte Defekte mit fehlender mitochondrialer oxidativer Enzymaktivität und mit degenerativen Veränderungen der Myofibrillen. Minicores sind auch zusammen mit Nemaline-Körperchen und anderen Strukturanomalien der Muskelfasern beobachtet worden.

Anmerkung: Trotz morphologischer Ähnlichkeiten ist die Krankheit von der →Central-core-Myopathie genetisch abgrenzbar.

D: Nemaline-Myopathie
E: *Nemaline myopathy*

Synonyme: Stäbchen-Myopathie
Rod-Myopathie
Myopathie mit Myogranula

→ Kongenitale Myopathie mit meist dominant autosomalem, seltener auch rezessiv autosomalem Erbmodus. Früher oder später beginnend, unterschiedlich starke Ausprägung. Vereinzelt Insuffizienz der Atemmuskulatur, oft Arachnodaktylie-ähnliche Anomalien (längs-ovale Gesichtsform, Prognathie, Kyphoskoliose, Pes cavus und hoher Gaumen).

Pathologisch-anatomisch faden- oder stäbchenförmige Einschlüsse in den Muskelfasern, die aus Proteinen der Z-Streifen bestehen.

Anmerkung: Die Nemaline-Körperchen kommen in geringerer Zahl und Ausprägung auch bei anderen Krankheiten vor.

D: Myopathie mit tubulären Aggregaten
E: *Myopathy with tubular aggregates*

Klinisch langsam fortschreitende →kongenitale Myopathie vom Gliedergürtel-Typ bei Patienten mit belastungsabhängigen oder -induzierten Muskelschmerzen.
Pathologisch-anatomisch vorwiegend subsarkolemmal gelegene Einschlüsse in Typ-2-Fasern mit starker oxidativer Enzymreaktion, die ultrastrukturell dichte Aggregate parallel orientierter, doppelwandiger Tubuli darstellen.

Anmerkung: Tubuläre Aggregate unterschiedlicher Art finden sich auch als unspezifisches Phänomen bei verschiedenartigen anderen neuromuskulären Krankheiten (→dyskaliämische Lähmungen, myotone Syndrome, Myopathien toxischer und endokrinologischer Genese).

D: Myopathie mit myofibrillären Aggregaten
E: *Cytoplasmic body neuromyopathy*

Synonyme: Neuromyopathie mit zytoplasmatischen Körperchen

Zytoplasmatische Körperchen in den Muskelfasern wurden bei Patienten mit Muskelschwäche, Ateminsuffizienz, Gewichtsverlust und neurogenem Elektromyogramm-Muster sowie bei Patienten mit →kongenitaler, nicht oder wenig progredienter Myopathie beschrieben.

Anmerkung: Zytoplasmatische Körperchen kommen auch als unspezifisches Phänomen bei verschiedenen neuromuskulären Krankheiten vor.

D: Trilaminäre Muskelfaser-Krankheit
E: *Neuromuscular disease with trilaminar muscle fibers*

Synonym: Neuromuskuläre Krankheit mit trilaminären Muskelfasern

→ Kongenitale Myopathie mit nicht immer gutartigem Verlauf. Klinisch ausgeprägte Rigidität und auffällige spontane Bewegungsarmut. Ein rezessiv autosomaler Erbgang ist möglich.

Pathologisch-anatomisch charakterisiert durch Vorkommen sogenannter trilaminärer Muskelfasern. Die drei konzentrischen Zonen, die zu der Bezeichnung „trilaminäre Fasern" geführt haben, bestehen aus einer inneren Zone mit dichtgelagerten Mitochondrien, Glykogengranula und mehr oder weniger dicht angeordneten Myofilamenten. Die mittlere Zone besteht aus veränderten Myofibrillen mit Z-Bandschlieren. Die äußere Zone ist weitgehend frei von Myofibrillen.

D: Granulär-hyaline Kerneinschlußkörper-Krankheit
E: *Granular nuclear inclusion body disease*

Synonyme: Neuromuskuläre Krankheit mit granulär-hyalinen Kerneinschlüssen
Enzephaloneuromyopathie mit granulär-hyalinen Kerneinschlüssen

Sporadische →kongenitale Myopathie mit begleitenden peripher- und zentralnervösen Symptomen (progrediente Spastik und Ataxie), die histopathologisch durch granulär-hyaline Kerneinschlüsse in perivaskulären Zellen charakterisiert ist. Die granulären Kerneinschlüsse sind nur etwa 5-15 nm groß.

Eine sehr langsam progrediente, bisher nicht identifizierte Viruskrankheit läßt sich als Ursache dieser Krankheit nicht ausschließen.

D: Nukleodegenerative Myopathie
E: *Familial congenital myopathy with cataract and gonadal dysgenesis*

Synonyme: Myopathie bei Marinesco-Sjögren-Syndrom

Sporadische oder rezessiv erbliche, nicht progrediente →kongenitale Myopathie mit Katarakt, Ataxie und Schwachsinn (Marinesco-Sjögren-Syndrom), histopathologisch gekennzeichnet durch umschriebene sarkoplasmatische Degenerationsherde, in die regelmäßig auch die Muskelfaserkerne in charakteristischer Weise miteinbezogen sind. Dabei erscheinen die Kerne von einzelnen oder mehreren, oft ungewöhnlich breiten elektronendichten Membranen mehr oder weniger eng umgeben.

D: Kappen-Myopathie
E: *Cap disease*

Synonyme: Myopathie mit kappenförmigem Segment
Myopathie mit subsarkolemmal-segmentaler Myofibrillolyse

Kongenitale, nicht oder wenig progrediente →Myopathie.
Pathologisch-anatomisch Areale fehlender ATPase-Aktivität in der Peripherie der Muskelfasern, die ultrastrukturell durch eine mehr oder weniger fortgeschrittene Auflösung der Myofibrillen gekennzeichnet ist.

D: Kongenitale Fasertypendisproportion
E: *Congenital muscle fiber disproportion*

Synonym: Kongenitale Fasertypenproportionsstörung

→ Kongenitale Myopathie, deren Beginn und Ausprägung stark variieren kann. Vermutlich gibt es sowohl dominant als auch rezessiv autosomal erbliche Typen. Häufig bestehen Skelettdysplasien (Kyphoskoliose, Pes cavus, hoher Gaumen, Hüftgelenksluxation).

Enzymhistochemisch findet sich eine Typ-1-Faserhypotrophie, eine Typ-1-Faserprädominanz und meist eine Hypertrophie der zahlenmäßig verminderten Typ-2-Fasern.

Anmerkung: Ätiologie und Pathogenese sind wahrscheinlich uneinheitlich.

D: Fingerprint-Myopathie
E: *Fingerprint myopathy*

Synonym: Fingerabdruckkörper-Myopathie

→ Kongenitale Myopathie mit elektronenoptisch erkennbaren lamellären oder Fingerabdruck-ähnlichen Einschlüssen in den Muskelfasern. Rezessive Vererbung wird vermutet, X-chromosomale Vererbung ist nicht ausgeschlossen. Intelligenzdefekt und andere Begleitsymptome kommen vor.

Anmerkung: „Fingerprints" sind als unspezifischer Befund auch bei anderen neuromuskulären Krankheiten (→ myotonische Dystrophie, → Dermatomyositis) beobachtet worden.

D: Sarkotubuläre Myopathie
E: *Sarcotubular myopathy*

→ Kongenitale Myopathie, die nicht oder nur langsam progredient verläuft. Vermutlich rezessive Vererbung.

In den Muskelfasern lassen sich elektronenoptisch Vakuolen nachweisen, deren Ursache eine Anomalie des sarkoplasmatischen Retikulums ist.

Anmerkung: Bisher nur an einem Geschwisterpaar beobachtet.

D: Zentronukleäre Myopathie
E: *Centronuclear myopathy*

Synonyme: Myotubuläre Myopathie
Typ-1-Faseratrophie mit zentralen Kernen (Teilform)

Dominant und rezessiv autosomal sowie rezessiv X-chromosomal erbliche →kongenitale Myopathie. Beginn meistens im frühen Kindesalter, gelegentlich auch erst im Erwachsenenalter. Kennzeichnend sind außer Muskelschwäche unterschiedlichen Grades häufig Ptosis und Schwäche der äußeren Augenmuskeln. Intelligenzdefekte, EEG-Veränderungen und epileptische Anfälle kommen vor. Meist nicht oder nur wenig progredient; einzelne letale Verläufe – besonders bei der X-chromosomalen Form durch Ateminsuffizienz in der Neonatalperiode – sind beschrieben worden.

Pathologisch-anatomisch zentral gelegene Kerne in einigen oder allen Muskelfasern. Perinukleär fehlen häufig die Myofibrillen. Gelegentlich vorwiegend Typ-1-Fasern betroffen; bei anderen Fällen liegen eine Typ-1-Faser-Prädominanz oder eine -hypotrophie vor. Das histologische Bild erinnert an fetale Muskulatur im Stadium der Myotuben.

D: Reducing-Body-Myopathie
E: *Reducing-body myopathy*

Synonym: Reduktionskörper-Myopathie

→ Kongenitale Myopathie mit unterschiedlich schwerem Verlauf. Rezessive Vererbung ist möglich.
Pathologisch-anatomisch finden sich paranukleäre Einschlußkörperchen, die histochemisch durch Sulfhydrylgruppen gekennzeichnet sind.

Anmerkung: Die Krankheitsbezeichnung erfolgte aufgrund der Fähigkeit der Einschlußkörperchen, Tetrazoliumsalze zu reduzieren.

D: Sphäroidkörper-Myopathie
E: *Spheroid body myopathy*

Synonym: Kugelkörper-Myopathie

In der Adoleszenz beginnende, langsam progrediente, dominant autosomal erbliche →neuromuskuläre Krankheit.
Pathologisch-anatomisch multiple, kugelige, aus Filamenten aufgebaute Muskelfasereinschlüsse.

Anmerkung: Eine Abgrenzung gegenüber der →Myopathie mit myofibrillären Aggregaten ist morphologisch schwierig.

D: Myopathie mit fokaler Myofibrillolyse
E: *Congenital myopathy with lysis of myofibrils*

Synonym: Myopathie mit fokalen Myofibrillendefekten

→ Kongenitale Myopathie, vermutlich rezessiv autosomal vererbt.

Histochemisch findet sich eine Typ-1-Faseratrophie mit großflächigem Fehlen von Myofibrillen in den peripheren Arealen zahlreicher Typ-1-Fasern. Ultrastrukturell sind die myofibrillenfreien Areale mit feingranulärem Material gefüllt.

D: Mitochondriale Myopathien
E: *Mitochondrial myopathies*

Synonyme: Mitochondrien-Myopathien
Belastungsmyopathie mit Laktatazidose (Teilform)
Mitochondriale Myopathie mit Cytochrom-b-Mangel (Teilform)

Sammelbezeichnung für eine Gruppe relativ seltener Muskelkrankheiten, die durch einen primär biochemischen Defekt der Mitochondrien in der quergestreiften Muskulatur verursacht werden und histopathologisch in der Regel durch sogenannte „Ragged red"-Fasern gekennzeichnet sind. Folgende Defekte sind bekannt:

1. Substrat-Transportdefekte der Mitochondrien: Carnitin-Mangel, Carnitin-Palmitoyltransferase-Mangel, Störung des Pyruvat-Dehydrogenase-Komplexes. Folgen sind die →Carnitin-Mangel-Myopathie, der →Muskel-Carnitin-Palmitoyltransferase-Mangel und je nach Fehlen eines Teilenzyms des Dehydrogenase-Komplexes schwere Laktatazidämien und Hypotonie in den ersten Lebenswochen und -jahren.

2. Gestörte Fähigkeit der Mitochondrien, Energie zu konservieren und zu übertragen: Entkoppelung bzw. lose Koppelung von Atmung und Phosphorylierung; ATPase-Mangel der Muskulatur. Folgen sind →hypermetabolische mitochondriale Myopathie und unspezifische Krankheitsbilder ohne Hypermetabolismus.

3. Defekte spezieller Komponenten der Atmungskette: NADH-Ubichinon-Reduktase, Elektronen-transferierendes Flavoprotein, Cytochrom c, Cytochrom aa3, Cytochrom b und aa3, Cytochrom-c-Oxidase. Folgen sind Trinkschwierigkeiten, Hypotonie, motorische Retardierung, rasche Ermüdbarkeit, Schwäche oder Schmerzen der Muskulatur nach Anstrengung und Muskelschwächen, die bekannten neuromuskulären Krankheiten nicht zuzuordnen sind. Finden sich neben muskulären auch zentralnervöse Auffälligkeiten, ist an eine →mitochondriale Enzephalomyopathie zu denken.

Die Krankheitsbilder treten meist sporadisch auf; einige Familien mit dominant autosomalem und rezessivem, z.T. maternalem Erbgang sind jedoch beschrieben worden.

Pathologisch-anatomisch, enzymhistochemisch und ultrastrukturell können auffällige Mitochondrienveränderungen nachweisbar sein; eine differenziertere Diagnose muß sich auf die biochemische Untersuchung der Mitochondrien stützen.

D: Mitochondriale Enzephalomyopathie
E: *Mitochondrial encephalomyopathy*

Gruppe von seltenen Krankheitsbildern, die teils vermutet, teils gesichert durch einen primär biochemischen Defekt der Mitochondrien im zentralen Nervensystem und in der quergestreiften Muskulatur verursacht werden („Mitochondriopathie"). Hierzu zählen auch das →Kearns-Sayre-Syndrom, das Menkes-Syndrom, einige Patienten mit Leigh-Enzephalomyelopathie, das Alpers-Syndrom, die Canavan-Enzephalopathie, einige Patienten mit Myoklonus-Epilepsie und/oder Ataxie und Patienten mit Laktatazidämien. Die Diagnose stützt sich auf das klinische Bild, spezielle Laborbefunde, histopathologische, einschließlich feinstrukturelle, histochemische und biochemische Untersuchungen der Mitochondrien.

Anmerkung: 1. Die *m*itochondriale *E*nzephalomyopathie mit *R*agged-*r*ed-*F*asern wird heute vielfach kurz MERRF und die mit Laktat*a*zidose und „*S*troke like lesions" MELAS genannt.

2. Beim Zellweger-Syndrom handelt es sich möglicherweise um eine sekundäre Mitochondriopathie aufgrund eines primären Mangels an Peroxisomen.

D: Ophthalmoplegia plus
E: *Ophthalmoplegia plus*

Sammelbezeichnung für Kombinationen einer progredienten Ophthalmoplegia externa mit Veränderungen verschiedener Organsysteme: myogene und neurogene Veränderungen der Skelettmuskulatur, Polyneuropathie, zerebelläre Ataxie, Spastizität, Innenohrschwerhörigkeit oder Taubheit, Optikusatrophie und/oder Augenhintergrundsveränderungen, Demenz, Herz-, Haut- und Knochenveränderungen sowie Störungen der endokrinen Drüsen. Die sehr unterschiedlichen Krankheitsbilder manifestieren sich wechselnd vom frühen Kindes- bis ins späte Erwachsenenalter, sind langsam progredient und treten meist sporadisch auf.

Näher definierte Krankheitsbilder dieser Gruppe sind u.a. der Cytochrom-c-Oxidase-Mangel oder Defekte im Komplex I, II oder III der Atmungskette (→mitochondriale Myopathien und mitochondriale Enzephalomyopathien) sowie das → Kearns-Sayre-Syndrom. Bei den meisten Krankheitsbildern dieser Gruppe sind strukturelle Mitochondrienveränderungen beschrieben worden.

D: Kearns-Sayre-Syndrom
E: *Kearns-Sayre syndrome*

Synonyme: Okulokraniosomatisches neuromuskuläres Syndrom
Okulokraniosomatische Krankheit mit Ragged-Red-Fasern
Kearns-Shy-Syndrom
Ophthalmoplegia plus

Multisystemkrankheit mit den Leitsymptomen Retinopathia pigmentosa, Ophthalmoplegia externa und AV-Block. Die meisten Beobachtungen sind sporadisch; dominant oder autosomal rezessive oder maternale Erbgänge sind jedoch beschrieben worden. Manifestation in der 1. bis 5. Dekade, meist jedoch in der Kindheit. Häufig Hinzutreten weiterer Symptome wie Ataxie, Ptosis, proximale Muskelschwäche, rasche Ermüdbarkeit, Dysarthrie, Innenohrschwerhörigkeit, Minderwuchs und andere Symptome von seiten des zentralen oder peripheren Nervensystems.

Ätiologisch werden sowohl Defekte in der Atmungskette als auch eine chronische Virusinfektion diskutiert.

Liquoreiweiß erhöht, außerdem Hypercholesterinämie.

Pathologisch-anatomisch und ultrastrukturell stark veränderte Mitochondrien und vermehrte Einlagerung von Lipiden. Ähnliche Mitochondrienveränderungen z.T. auch im Kleinhirn und in den Schweißdrüsen.

Anmerkung: Eine Abgrenzung von der →Ophthalmoplegia plus ist problematisch, zumal erst später erkannt worden ist, daß es sich um primäre Mitochondriopathien handelt, die verschiedene Organsysteme betreffen können.

D: [Benigne kongenitale Hypotonie]
E: *Benign congenital hypotonia*

Synonyme: Amyotonia congenita Oppenheim
Myatonia congenita Oppenheim

Weitgehend obsolete Bezeichnung für Veränderungen bei Patienten, die bei Geburt durch Muskelhypotonie und später durch eine verzögerte grobmotorische Entwicklung auffallen, ohne daß eine wesentliche Muskelschwäche, elektromyographische Anomalien, eine geistige Entwicklungsstörung oder eine Erkrankung anderer Organsysteme, z.B. des Bindegewebes, bestehen.

Anmerkung: Mit zunehmender Effizienz und Differenzierung der diagnostischen Methoden wird dieser Begriff, der keine nosologische Entität bezeichnet, immer seltener benötigt.

D: [Floppy-infant-Syndrom]
E: *Floppy infant syndrome*

Synonym: Foerster-Syndrom (obsolet)

Bezeichnung eines klinischen Bildes bei Säuglingen und jungen Kindern, das durch Muskelhypotonie (→benigne kongenitale Hypotonie), abnorme Haltung, häufig auch verminderte Spontanmotorik und durch Verzögerung der grobmotorischen Entwicklung charakterisiert ist.

Ätiologisch liegen Störungen im zentralen oder peripheren Nervensystem, in der Muskulatur oder im Binde- und Stützgewebe zugrunde.

Anmerkung: Auch akute oder chronische Allgemeinkrankheiten können ein „Floppy-Infant-Syndrom" verursachen.

XI. Myopathien bei definierten Stoffwechselstörungen

D: Myopathie bei Amyloidose
E: *Myopathy in amyloidosis*

Befall der Muskulatur bei familiären sowie sog. primären und sekundären Formen der Amyloidose. Klinisch progrediente Schwäche und Ermüdbarkeit der Muskulatur sowie Verlangsamung der Kontraktion und der Erschlaffung. Aufgrund der Amyloidablagerungen besteht eine Verfestigung der Skelettmuskulatur.

D: Hypermetabolische mitochondriale Myopathie
E: Hypermetabolic myopathy

Synonyme: Hypermetabolische Myopathie
Luft-Syndrom
Luft-Krankheit

Seltene →mitochondriale Myopathie mit histopathologischen und biochemischen mitochondrialen Anomalien und einem nichtthyreoidalen Hypermetabolismus. Rezessive Vererbung wird erwogen. Klinisch Hyperhidrose, Polydipsie, Polyphagie und progrediente Muskelschwäche bei normaler Schilddrüsenfunktion.

Gesteigerte mitochondriale Respirationsrate und Entkoppelung der Oxidationsprozesse von der oxidativen Phosphorylierung.

D: Myopathie bei Xanthinurie
E: *Myopathy due to xanthinuria*

Synonyme: Myopathie bei Xanthinoxidase-Mangel
Xanthinoxidase-Mangel-Myopathie

Seltene, rezessiv erbliche Purinstoffwechselkrankheit mit Muskelschwäche und krampfartigen Myalgien bei körperlicher Belastung, verursacht durch Xanthinoxidasemangel. Xanthinsteinbildung ist möglich.

Der Harnsäurespiegel im Blut ist erniedrigt; im Urin sind Xanthin und Hypoxanthin vermehrt, da die Oxidation von Hypoxanthin über Xanthin zu Harnsäure blockiert ist.

D: Myopathien durch Störung der Glykogenolyse und/oder Glykolyse
E: *Myopathy due to disturbance of glycogenolysis and/or glycolysis*

Synonyme: Glykogenosen
Polysaccharidosen
Heteroglykanosen
McArdle-Syndrom

Sammelbezeichnung für Myopathien, die auf einer Störung des Glykogenabbaus (Glykogenolyse) und/oder der Glykolyse hinweisen: Muskelschmerzen und -krämpfe, Muskelschwäche nach Anstrengung und Besserung in Körperruhe, Myoglobinurie in Verbindung mit einem pathologischen Ischämietest.

Anmerkung: Ein normaler Glykogengehalt der Skelettmuskulatur schließt zumindest einzelne der oben beschriebenen Störungen nicht aus; die meisten Formen lassen sich durch Muskelbiopsie histologisch, histochemisch oder biochemisch diagnostizieren.

D: Alpha-Glukosidase-Mangel
E: *Alpha-1,4-glucosidase deficiency*

Synonyme: α-1,4-Glucosidase-Mangel
Glykogenose Typ II
Generalisierte Glykogenose
Saure-Maltase-Mangel-Krankheit
Pompe-Krankheit (Teilform)
Pompe-Syndrom (Teilform)

Heterogene Gruppe rezessiv autosomal erblicher Glykogenosen, bei denen neben dem obligaten Mangel an lysosomaler saurer Maltase vermutlich Isoenzyme oder extralysosomale Faktoren Manifestationsalter und klinisches Bild mitbestimmen. Man unterscheidet einen
a) infantilen Typ (Pompe-Krankheit), der sich in den ersten Lebensmonaten durch generalisierte Muskelschwäche, Atemnot und Zyanose manifestiert. In unterschiedlicher Ausprägung sind Hepato- und Kardiomegalie und Makroglossie vorhanden. Enzymdefekte sind in allen Geweben nachweisbar. Die stets erhebliche Glykogenspeicherung im Muskel geht mit einer Reduktion auch der neutralen Maltase einher. Der Tod tritt infolge kardialer und pulmonaler Insuffizienz bereits vor dem 2. Lebensjahr ein.
b) spätinfantilen Typ, der nur langsam fortschreitet und mit proximaler Verteilung der Paresen und der Neigung zu Kontrakturen den → Muskeldystrophien ähnelt. Nicht selten sind auch distale Muskelgruppen betroffen. Makroglossie, Hepato- und Kardiomegalie (EKG!) sind selten, weisen aber auf eine schlechte Prognose hin (verkürzte Lebenserwartung mit Tod im 2. Dezennium). Der Mangel an saurer Maltase ist im Skelett- und Herzmuskel und oft auch in den Leukozyten nachweisbar. Die neutrale Maltase ist dagegen nicht vermindert.
c) adulten Typ, der sich im 2. bis 6. Jahrzehnt manifestieren kann und dem → Gliedergürtel-Typ der Muskeldystrophie ähnelt. Bei über der Hälfte der Fälle ist die Atemmuskulatur frühzeitig betroffen. Die für die beiden anderen Formen so charakteristischen EKG-Veränderungen kommen beim adulten Typ nicht vor. Der Enzymmangel ist in Muskulatur und Leber sowie in Fibroblasten nachweisbar.
Pathologisch-anatomisch besteht eine vakuoläre Myopathie, umso stärker, je früher sich die Krankheit manifestiert. Inner- und außerhalb der intrazellulären autophagischen Vakuolen ist Glykogenspeicherung nachzuweisen. Die Veränderungen können trotz nachgewiesenen Saure-Maltase-Mangels fehlen.

D: Amyloglukosidase-Mangel
E: *Amylo-1,6-glucosidase deficiency*

Synonyme: Amylo-1,6-Glukosidase-Mangel
Glykogenose Typ III
Cori-Krankheit
Forbes-Krankheit
Debranching-Enzyme-Mangel
Grenz-Dextrinose

Rezessiv autosomal erbliche Glykogen-Speicherkrankheit, häufigste Form der Glykogenose, bevorzugt bei Juden in Nordafrika und Spanien (Sephardim) beobachtet. Schwerpunkt des Speicherprozesses in Leber und Skelettmuskulatur. Hepatomegalie, die sich während der Adoleszenz zurückbilden kann. Retardierte motorische Entwicklung, Hypoglykämien und Ketose stehen im Vordergrund. Bei einigen Patienten findet sich eine Myopathie mit proximal, seltener distal betonter Schwäche und Atrophie. Einige Fälle bieten lediglich eine leichte generalisierte Schwäche oder nur eine muskuläre Hypotonie. Die Krankheit hat eine günstigere Prognose als der Typ II.

Ursache ist ein Mangel an oder das Fehlen der Amylo-1,6-Glukosidase (debranching enzyme), weswegen nur die Glykogenaußenketten abgebaut werden können.

D: Amylotransglukosidase-Mangel
E: *Amylo-1,4-1,6-transglucosidase deficiency*

Synonyme: Glykogenose Typ IV
Amylopektinose
Andersen-Krankheit
Brancher enzyme deficiency

Rezessiv autosomal erbliche Krankheit mit Hepatosplenomegalie und nachfolgender Leberzirrhose im frühen Kindesalter. In einigen Fällen Befall der Skelettmuskulatur mit myopathischem Syndrom. Meist tödlicher Verlauf.

Ursache ist das Fehlen der Amylo-1,4-1,6-Transglukosidase, wodurch keine Glykogenseitenketten gebildet werden können, so daß das Glykogen eine Stärke-ähnliche Struktur (ähnlich den Lafora-Körperchen) hat.

Anmerkung: Das Vorkommen ähnlicher Ablagerungen (sogenannter Polyglukosan-Körper) beim Erwachsenen konnte bisher noch nicht eindeutig auf einen analogen Enzymdefekt zurückgeführt werden.

D: Muskelphosphorylase-Mangel
E: Muscle phosphorylase deficiency

Synonyme: Glykogenose Typ V
McArdle-Krankheit

Rezessiv autosomal erbliche Krankheit mit Schmerzen, Muskelschwäche, Kontrakturen bei Belastung und eventuell Muskelschwellungen, die sich in Ruhe nach einigen Minuten meist voll zurückbilden. Die Schwellungen können auch stundenlang, die Muskelschwäche für Tage bestehen bleiben. Bei etwa der Hälfte der Fälle treten bei Belastung Beschwerden mit → Myoglobinurie auf, die zur Anurie führen kann. Teilweise werden die Beschwerden durch Fortsetzung der Belastung gebessert („Second wind"-Phänomen). Bei langwährendem Verlauf sind Muskelatrophien vorwiegend proximal möglich. Befall von Männern zu Frauen im Verhältnis von 3:1.

Ursache ist ein Mangel der Muskel-Phosphorylase, die von den Glykogenaußenketten Glukose abspaltet.

Mangelnder Laktatanstieg im Ischämie-Arbeitstest.

D: Phosphofruktokinase-Mangel
E: *Phosphofructokinase deficiency*

Synonyme: Glykogenose Typ VII
Tarui-Krankheit

Rezessiv autosomale Krankheit, deren Erscheinungsbild weitgehend dem →Muskelphosphorylase-Mangel ähnelt. Beginn in der Kindheit. Nach physischer Belastung treten rasch reversible Muskelschmerzen, Kontrakturen und Schwäche auf. Gelegentlich Myoglobinurie, selten auch chronisch-progrediente Myopathien als Folge des Phosphofruktokinase-Mangels.

Mangelnder Laktatanstieg im Ischämie-Arbeitstest. Enzymmangel auch in Erythrozyten.

D: Myopathie mit Störung der Glykogenolyse
E: *Myopathy with disturbance of glycogenolysis*

Muskelkrankheit im Erwachsenenalter mit Muskelschmerzen und Muskelsteifigkeit nach körperlicher Belastung, die in Ruhe rasch reversibel ist. Pathologischer Ischämietest.

Keine biochemisch nachweisbaren, den Glykogenosen entsprechenden Enzymmängel; jedoch Reduzierung der Phosphofruktokinaseaktivität auf 40%. Eine Glykolysestörung auf dem Phosphohexose-Isomerase-Niveau durch Inhibition dieses Enzymes wird diskutiert.

Anmerkung: Bisher nur bei zwei Brüdern berichtet.

D: Mitochondrien-Lipid-Glykogen-Myopathie
E: *Mitochondrial-lipid glycogen (MLG) disease of muscle*

Synonym: MLG-Myopathie (Klinikjargon)

Ätiologisch ungeklärte Myopathie, bei der histopathologisch und feinstrukturell in der Skelettmuskulatur eine geringe Glykogen- und eine stärkere Lipid- und Mitochondrienvermehrung gefunden wird.

Anmerkung: Diese deskriptive Diagnose kann nur nach Ausschluß definierter → Lipid-Myopathien gestellt werden.

D: Lipid-Myopathien
E: *Lipid storage myopathies*

Synonym: Lipidspeicher-Myopathien

Oberbegriff für Muskelkrankheiten, die in der Regel mit vermehrter Lipidspeicherung in den Muskelfasern, bevorzugt in Typ-1-Fasern, verbunden sind.

Neben ätiologisch noch ungeklärten Lipideinlagerungen können bei Myopathien Substratmangel oder Enzymdefekte Ursache der pathologisch gesteigerten Fettablagerung sein, z. B. Carnitinmangel (→ Carnitin-Mangel-Myopathie), Mangel an Carnitin-Palmitoyltransferase (→ Muskel-Carnitin-Palmitoyltransferase-Mangel), Pyruvat-Dekarboxylase-Mangel und Fehlen der sauren Lipase (Wolman-Krankheit).

Bei allen krankhaften Mitochondrienveränderungen kann es sekundär zu Ablagerung von Lipiden und Glykogen in die Muskelfasern kommen. Bei Fällen mit ungeklärter Ätiologie empfiehlt es sich, von → Mitochondrien-Lipid-Glykogen-Myopathie zu sprechen. Im Erwachsenenalter wurde die Kombination einer ätiologisch ungeklärten vermehrten Triglyzerideinlagerung in Skelettmuskulatur, Leber, Haut, Leukozyten und Magenschleimhaut mit Ichthyosis und Steatorrhoe bei langsam fortschreitender proximaler Muskelschwäche beschrieben.

D: Muskel-Carnitin-Palmitoyltransferase-Mangel
E: *Muscle carnitine palmitoyltransferase deficiency*

Rezessiv autosomal erbliche Muskelkrankheit mit Manifestation in der Kindheit und Adoleszenz. Gekennzeichnet durch rezidivierende, durch körperliche Belastung ausgelöste Muskelschwäche, schmerzhafte Krämpfe und Myoglobinurie. Die Symptome treten sofort oder innerhalb von Stunden nach Belastung oder unter Fieber oder Fasten (Ketonämie) auf und sind innerhalb einiger Tage reversibel.

Verursacht durch einen Mangel an Muskel-Carnitin-Palmitoyl-Transferase I oder II, die langkettige Fettsäuren an Carnitin koppeln. Diese sitzen an der inneren Mitochondrienmembran außen (Enzym-Typ I) oder innen (Enzym-Typ II).

D: Carnitin-Mangel-Myopathie
E: Muscle carnitine deficiency

Synonym: Carnitin-Mangel-Myopathie, muskulärer Typ

Heterogene Gruppe von primären oder – häufiger – sekundären Lipidspeichermyopathien mit erniedrigtem Carnitingehalt der Muskulatur und Neutralfetteinlagerung vorzugsweise in Typ-1-Fasern, seltener in Granulozyten oder auch Schwannzellen. Klinischer Beginn meist im Kindesalter mit zunächst proximaler Muskelschwäche, oft unter Einbezug der Nacken- und Gesichtsmuskeln. Verläufe sehr unterschiedlich.
Der Carnitinspiegel im Serum kann normal sein.

D: Systemischer Carnitin-Mangel
E: Systemic carnitine deficiency

Episodenhaftes klinisches Bild mit meist akut beginnender Lethargie, Somnolenz und Hypoglykämie ohne Ketonurie. Leber und Herz sind meist vergrößert; eine kongestive Kardiomegalie kann führendes Symptom sein. Vielfach besteht auch außerhalb der Episoden muskuläre, proximal betonte Schwäche, meist dann auch Hypotonie. Übergänge zur →Carnitin-Mangel-Myopathie kommen vor. Erstes Auftreten zeitlich variabel ab Säuglingsalter, meist jedoch im Kleinkindes- bis Jugendalter. Plötzliche Todesfälle sind beschrieben worden. Familienbeobachtungen sprechen für rezessiv autosomale Vererbung.

Ein erniedrigter Carnitinspiegel in Serum und Muskulatur bestätigt die Diagnose. In den Hepatozyten und den Typ-1-, weniger den Typ-2-Fasern der Muskulatur ist zum Teil massiv Neutralfett eingelagert.

Anmerkung: 1. Systemischer Carnitin-Mangel ist kombiniert mit Palmitoyltransferasemangel in einer Familie mit dominant autosomalem Erbgang beobachtet worden.

2. Als Fibroelastosis endocardica wurde ein systemischer Carnitin-Mangel bei vier von fünf Kindern einer Familie beschrieben.

3. Ein sekundärer Carnitin-Mangel ist bei mehr als 25 Syndromen oder definierten Stoffwechselkrankheiten beschrieben worden.

D: Nutritive Myopathie
E: Nutritional myopathy

Sammelbezeichnung für durch Mangelernährung bedingte Myopathien, verursacht durch Mangel an Kalium, Kalzium, Magnesium, Selen, Phosphat, Vitaminen oder Eiweiß. Welche Rolle im einzelnen Stickstoff- bzw. Eiweißmangel und Mangel an essentiellen Substraten beim Zustandekommen dieser Myopathien spielen, ist noch nicht geklärt.

Anmerkung: Die Hungeratrophie der Muskulatur ist neben der Altersatrophie weltweit vermutlich die häufigste Atrophieform.

D: Myopathie bei Vitamin B$_1$-Mangel
E: *Myopathy with vitamin B$_1$ deficiency*

Synonym: Myopathie bei Thiamin-Mangel

Primäre Muskelbeteiligung bei Thiaminmangel ist möglich; häufiger kommt es zu sekundären Veränderungen im Gefolge der dabei viel häufigeren Polyneuropathie.

D: Myopathie bei Vitamin-D-Mangel
E: Myopathy with vitamin D deficiency

Synonyme: Vitamin-D-Mangel-Myopathie
  Myopathia rachitica

Muskelkrankheit, die mit Hypotonie, symmetrischer Muskelschwäche und rascher Ermüdbarkeit insbesondere proximaler Muskeln einhergeht. Ferner wurden Kontraktionsschmerzen, unsicherer Gang, Muskelatrophie, Gewichtsverlust und Kreatinurie beschrieben. Die Patienten zeigen Merkmale eines sekundären Hyperparathyreoidismus.
  Pathologisch-anatomisch Muskelfaseratrophie, eventuell selektive Typ-2-Atrophie.

D: Myopathie bei Vitamin-E-Mangel
E: *Myopathy with vitamin E deficiency*

Synonyme: Vitamin-E-Mangel-Myopathie
Neuromyopathie bei Vitamin-E-Mangel

Beim Menschen nicht zweifelsfrei belegte Myopathie. Tierexperimentell nekrotisierende Myopathie.

D: Myopathie bei Protein-Mangel
E: *Myopathy with protein deficiency*

Synonym: Kwashiorkor-Myopathie

Insbesondere bei Kwashiorkor beschriebene Hypotonie und Hyporeflexie mit elektromyographischen Störungen, die auf eine Myopathie hindeuten.
  Kennzeichnende strukturelle Veränderungen des Muskels fehlen. Zusätzlich können Zeichen einer neurogenen Muskelatrophie mit verlangsamter Nervenleitgeschwindigkeit vorliegen.

Anhang:

D: Maligne Hyperthermie
E: *Malignant hyperthermia*

Synonyme: Maligne Hyperpyrexie
Malignes Hyperthermie-Syndrom
Medikamentös-toxische Hyperthermie
Narkose-Hyperthermie-Syndrom
Familiäres Hyperthermie-Syndrom
Bösartige myopathische Hyperthermie (veraltet)
Postoperativer Hitzschlag (veraltet)

Durch Pharmaka, meist im Rahmen einer Narkose durch Inhalationsanästhetika und depolarisierende Muskelrelaxantien ausgelöstes lebensbedrohliches Krankheitsbild mit raschen und erheblichen Temperaturanstiegen auf 39° bis 46°C bei gesteigertem aerobem und anaerobem Stoffwechsel (extreme Kreatinkinase-Erhöhung), bedingt durch eine intrazelluläre Erhöhung der Calciumionen, eventuell auch durch Enzymaktivitätsveränderungen mitochondrialer Membranen. Die pharmakologische Auslösung setzt eine erbliche Prädisposition voraus, die meist multifaktoriell und selten dominant ist und möglicherweise auch rezessiv sein kann; eine Gen-unabhängige Veränderung der Muskelfunktionen durch Medikamente oder noch unbekannte Faktoren ist denkbar, doch nicht bewiesen. Neben klinischen Leitsymptomen wie Tachypnoe, Tachykardie, Arrhythmie, Muskelrigidität und Temperaturerhöhung (Spätzeichen) sind diagnostisch massiver Laktat- und Kohlendioxidanstieg im Blut sowie erniedrigter pH entscheidend. Maligne Hyperthermie ohne Muskelrigidität kommt vor. Merkmalsträger einer Anlage zur malignen Hyperthermie sind phänotypisch meist unauffällig und ohne manifeste Symptome einer Myopathie, zeigen jedoch zum Teil eine erhöhte Kreatinkinase-Aktivität. Eine dominant vererbte →Myopathie mit der Reaktionsmöglichkeit zur malignen Hyperthermie ist ebenfalls meist subklinisch und zeigt möglicherweise nur eine Atrophie im distalen Vastusbereich sowie der Oberschenkeladduktoren bei einer Hypertrophie des proximalen Quadrizepsanteils.

Eine bei Knaben beobachtete Myopathie in Verbindung mit einer malignen Hyperthermie ist mit zahlreichen Stigmata verbunden: Kleinwuchs, Kryptorchismus, Pectus carinatum, Kyphose, Lordose, antimongoloide Stellung der Lidachse, hypoplastischer Unterkiefer, tiefsitzende Ohren, Schwäche des M. serratus lateralis und – selten – Ptosis. Die häufigsten Muskelerkrankungen führen nicht zur malignen Hyperthermie, auch wenn solche Reaktionen bei einzelnen Patienten mit →Muskeldystrophie, →Myotonie und →Central-core-Myopathie beschrieben wurden.

Wichtigste Nachweisverfahren sind pharmakologische In-vitro-Untersuchungen mit Koffein und Halothan einzeln und in Kombination sowie mit Kalium und Succinylcholin.

XII. Toxisch bedingte Myopathien

D: Myopathien durch Medikamente
E: *Drug-induced myopathies*

Synonyme: Medikamentös-toxische Myopathien
Medikamentös induzierte Myopathien
Pharmaka-induzierte Myopathien
Arzneimittel-Myopathien
Medikamenten-Myopathien

Sammelbezeichnung für Arzneimittel-bedingte Myopathien mit vornehmlich subakuter und akuter Verlaufsform, wobei es bis zur Rhabdomyolyse kommen kann. Besserung oder vollständige Rückbildung nach Absetzen der Medikation. Der zeitliche Zusammenhang (24 Stunden bis zu Monaten) und die Dosisabhängigkeit sind unterschiedlich. Klinisch finden sich sowohl schmerzhafte als auch schmerzlose Verlaufsformen, sowie Übergänge zu Myalgien, Muskelkrampf-Syndromen bzw. chronisch-atrophierenden Verlaufsformen. Lokalisation vorwiegend proximal an der Stammuskulatur; besonders beim akuten Syndrom kann es zu generalisierten Formen mit häufig kardialer Beteiligung kommen. Reflexe meist auslösbar. Klinisch findet sich ein Anstieg der Kreatinkinase, je nach Schwere und Akuität von grenzwertigen 100 E bis zu Extremwerten von 60000 E. Akute und schwere Verlaufsformen zeigen häufig Myoglobinurie, eventuell Nierenversagen.

Im Elektromyogramm findet sich meist ein myopathisches Muster.

Als auslösende Medikamente sind derzeit bekannt: Clofibrat, ε-Amino-Capronsäure, Emetin, Perhexilin, Zytostatika (z.B. Vincristin), Chloroquin, Antibiotika aus der Aminoglykosidgruppe (z.B. Polymyxin), Kortikosteroide u.a. (vergleiche auch →Myotonia acquisita, Maligne Hyperthermie, Myasthenie und Polymyositis) sowie eine Reihe von Medikamenten, die eine akute Rhabdomyolyse auslösen können: Cocain, Heroin, Methadon, Amphetamin, Barbiturate, Diazepam, Meprobamat, Isoniazid, Phenformin, Fenfluramin, Carbenoxolon, Vasopressin u.a.

D: Colchicin-Myopathie
E: *Colchicine myopathy*

Synonym: Colchicin-Myositis (irreführend)

Unter Colchicingabe auftretende Muskelschwäche. Nach Absetzen des Colchicins bilden sich die Muskelsymptome zurück.

Im Tierversuch Veränderungen der Zellorganellen und sarkoplasmatische Membrankörperanhäufungen.

D: Chloroquin-Myopathie
E: *Myopathy due to chloroquine*

Synonyme: Chloroquin-Myoneuropathie
Chloroquin-Neuromyopathie

Myopathie, die mit einer zumeist geringfügigen Polyneuropathie kombiniert sein kann. Beginn der Muskelschwäche in der beckennahen Oberschenkelmuskulatur, späteres Übergreifen auf Schultermuskeln, Mm. erectores trunci, Nacken- und Gesichtsmuskulatur. In schweren Fällen Kardiomyopathie. Korneaeinschlüsse und Retinopathie kommen vor. Gute Rückbildungstendenz.

Pathologisch-anatomisch vakuolär-degenerative Schädigung, vorzugsweise der Typ-1-Muskelfasern mit multilamellären membranösen Einschlüssen. Modell einer Lipid-Speicherungskrankheit.

D: Steroid-Myopathie
E: *Myopathy due to steroids*

Synonyme: Kortikosteroid-Myopathie
Kortison-Myositis (irreführend)

Muskelschädigung durch langdauernde Einnahme von Kortikosteroiden (vor allem nach fluorhaltigen Präparaten, besonders Triamcinolon) ohne enge Korrelation mit der Dosis. Schwäche und Atrophie vornehmlich der proximalen Muskelgruppen der unteren Extremitäten und des Beckens, seltener des Schultergürtels oder distaler Muskeln. Weitgehende Rückbildung nach Absetzen.

In schweren Fällen Erhöhung der Kreatinkinase im Serum.

Pathologisch-anatomisch liegen myopathische Veränderungen vor, oft selektive Typ-2-Faser-Atrophie.

D: Alkohol-Myopathie
E: Myopathy due to ethanol

Synonyme: Alkohol-toxische Myopathie
Myopathia alcoholica
Alkohol-Rhabdomyolyse

Bei chronischem Alkoholismus auftretende →Myopathie. In der akuten Phase Muskelfasernekrosen, Myoglobinurie und erhöhte Kreatin-Kinase-Werte. Bei chronischem Verlauf jedoch sekundäre Atrophie des Skelettmuskels, die auf eine Denervation im Rahmen der wesentlich häufigeren Alkohol-Polyneuropathie zurückzuführen ist.

Anmerkung: Als Entität umstritten.

D: Disulfiram-Myopathie
E: Myopathy due to disulfiram

Muskelschädigung durch langdauernde Einnahme von Disulfiram, vor allem mit Schwäche und Atrophie der Beckenmuskeln und der proximalen Muskelgruppen der unteren Extremitäten, seltener der des Schultergürtels oder der distalen Muskeln.

Pathologisch-anatomisch in wechselndem Ausmaß Lipidablagerung in Muskelfasern und degenerative Veränderungen bis zur Nekrose. Häufig gleichzeitiges Auftreten einer Polyneuropathie.

D: Vitamin-A-Myopathie
E: Myopathy due to vitamin A intoxication

Synonyme: Myopathie bei Vitamin-A-Intoxikation
Myopathie bei Hypervitaminose A

Hypertrophie der Muskulatur, Steifheit und Verhärtung, die sich bei Bewegung steigert. Verursacht durch chronische Vitamin-A-Überdosierung (mehr als 100 000 E/die) über mehrere Jahre. Rückbildungsfähig.

D: Pentazocin-Myopathie
E: *Pentazocine-induced myopathy*

Progrediente symmetrische Muskelverhärtung, ausgelöst durch häufig wiederholte Pentazocin-Injektionen. Der Prozess ist nicht lokal begrenzt, jedoch im injizierten Muskel am stärksten ausgeprägt. Auffallend sind Abduktionskontrakturen am M. deltoideus.

XIII. Myopathien bei endokrinen Störungen

D: Myopathie bei Akromegalie
E: Myopathy with acromegaly

Meist leichte proximale →Myopathie mit generalisierter Muskelschwäche, Muskelhypertrophie und vorzeitige Ermüdbarkeit. Eine Kombination neurogener und myogener Veränderungen bei hypophysärem Gigantismus wurde beschrieben.
Gelegentlich Kreatinkinase-Erhöhung.

D: Myopathie bei Hypothyreose
E: Myopathy with hypothyroidism

Muskelschwäche vor allem im Bereich der Becken- und Oberschenkelmuskulatur, seltener des Schultergürtels und der distalen Extremitätenabschnitte bei Hypothyreose. Oft zusätzlich Neuropathie. Häufig Diskrepanz zwischen Muskelvolumen und geminderter Kraft. Atrophische Formen sind selten. Kann mit und ohne → Hoffmann-Syndrom einhergehen. Selten myasthenisches Syndrom.

Die Kreatinkinase im Serum ist meistens erhöht.

Pathologisch-anatomisch findet man eine selektive, reversible Typ-2-Faseratrophie, später mehr oder weniger ausgeprägte myopathische Zei-

D: Hoffmann-Syndrom
E: *Hoffmann's syndrome*

Synonyme: Kocher-Syndrom
Kocher-Debré-Sémélaigne-Syndrom
Debré-Sémélaigne-Syndrom

Im Zusammenhang mit Unterfunktion der Schilddrüse auftretende Kontraktionsstörung der Muskulatur. Nach heutiger Auffassung ist dieses Syndrom (bei Erwachsenen) mit dem als Kocher- oder Debré-Kocher-Sémélaigne- oder auch Debré-Sémélaigne-Syndrom (bei Kretinismus im Kindesalter) bezeichneten identisch. Diese Kontraktionsstörung ist gekennzeichnet durch verzögerte Erschlaffung der Muskulatur, die sich nach mehrfachen Kontraktionen nicht zurückbildet (myotonoide Reaktion: Pseudomyotonie). Perkussion erzeugt ebenfalls eine Muskelkontraktion, die länger nachdauert. Elektromyographisch können keine myotonen Entladungssalven nachgewiesen werden.

D: Myopathie bei Hyperthyreose
E: Hyperthyroid myopathy

Synonyme: Hyperthyreotische Myopathie
Myopathie bei Thyreotoxikose

Gelegentlich bei hyperthyreoter Stoffwechsellage auftretende →Myopathie. Entwicklung von Paresen und häufig auch Atrophien proximaler Extremitätenmuskeln, gelegentlich auch der Muskeln der Hirnnerven V und VII bis XII.

D: Endokrine Orbitopathie
E: Endocrine orbitopathy

Synonyme: Endokrine Ophthalmopathie
Exophthalmische Ophthalmoplegie

Meist in Verbindung mit einer Hyperthyreose auftretender, häufig einseitiger oder einseitig betonter Exophthalmus mit Oberlidschwellung und Augenmuskelparesen, besonders bei Bulbushebung. Chemosis oft schon bei leichter Bulbusprotrusion; bei schwerem Krankheitsbild Gefahr der Optikusschädigung mit Visusverlust. In der Orbita-Computertomographie starke Verbreiterung der Augenmuskeln, besonders des M. rectus inferior. Nicht immer ist die Hyperthyreose nachweisbar. Manifestation mitunter während der Hyperthyreosetherapie.
Besserung durch Kortison.

Anmerkung: Es bestehen Beziehungen zur idiopathischen →okulären Myositis.

D: Myopathie bei Hypoparathyreoidismus
E: Myopathy associated with hypoparathyroidism

Klinische Bezeichnung für Muskelschwäche bei Hypoparathyreoidismus.

Häufig Kreatinkinase-Erhöhung, mit Hypokalzämie (Tetanie) verbunden.

D: Myopathie bei primärem Hyperparathyreoidismus
E: Myopathy with primary hyperparathyroidism

Myopathie mit Muskelschwäche und gelegentlich Muskelatrophie am Schulter- und Beckengürtel. Gekennzeichnet durch allgemeine muskuläre Hypotonie, vorzeitige Ermüdbarkeit, Myalgie, Rücken- und Extremitätenschmerzen. Tritt bei einem Teil der Patienten (etwa einem Viertel) mit primärem Hyperparathyreoidismus auf. Im Gegensatz zu zahlreichen anderen Myopathien ist die Gesichts-, Sprach- und Schluckmuskulatur nicht betroffen; auch finden sich lebhafte Eigenreflexe.

Anmerkung: Muskelsymptome bei sekundärem und tertiärem Hyperparathyreoidismus sind hiervon zu unterscheiden.

D: Myopathie bei Addison-Syndrom
E: *Myopathy with Addison's disease*

Synonym: Myopathie bei NNR-Insuffizienz

Generalisierte Muskelschwäche und vorzeitige Ermüdbarkeit. Seltener schwere Myopathien mit Geh- und Stehunfähigkeit und Muskelschmerzen. Auch Gesichtsmuskulatur betroffen. (Selten Muskelkontrakturen.) Lähmungen nach körperlicher Belastung möglich, die auch durch Alkohol, Kälte und vermehrte Kaliumaufnahme ausgelöst werden und sich auf die Sprach-, Schluck- und Atemmuskulatur ausdehnen können. Siehe auch Myopathie nach Adrenalektomie, dann Pigmentation evtl. durch ACTH-Erhöhung bedingt.

D: Myopathie bei primärem Hyperaldosteronismus
E: *Myopathy with primary hyperaldosteronism*

Synonyme: Periodische Muskelschwäche
Myopathie bei Conn-Syndrom

Häufigstes Symptom sind episodisch verstärkte oder permanente Muskelschwäche und Hypokaliämie während der Adoleszenz und im Erwachsenenalter. Eine Zunahme der Schwäche nach Belastung ist möglich.

D: Myopathie bei Cushing-Syndrom
E: Myopathy with Cushing's syndrome

Schwäche und Atrophie vorwiegend der proximalen Muskelgruppen der unteren Extremitäten und der Beckenmuskulatur. Schultergürtel und distale Muskelgruppen sind selten mitbefallen. Vereinzelt starke vorzeitige muskuläre Ermüdbarkeit unter Belastung sowie Myalgien, Krämpfe, Hypertonie und Polyglobulie.

D: Myopathie und Pigmentation nach Adrenalektomie bei Cushing-Syndrom
E: *Myopathy and pigmentation after adrenalectomy with Cushing's syndrome*

Diffuse Pigmentation und schwere Myopathie mit exzessiver Fetteinlagerung in Muskelfasern nach Entfernung der Nebennieren. Für das Zustandekommen des Krankheitsbildes ist vermutlich die hohe Konzentration des zirkulierenden ACTH verantwortlich.

D: Myopathie bei Karzinoid-Syndrom
E: Myopathy with carcinoid syndrome

Bei metastasierendem hormonaktivem Karzinoid (Serotonin) auftretende proximal betonte Myopathie mit Muskelkrämpfen.

XIV. Rhabdomyolyse und Myoglobinurie

D: Idiopathische paroxysmale Myoglobinurie
E: *Idiopathic recurrent myoglobinuria*

Synonyme: Belastungsmyoglobinurie
Akute rekurrierende Rhabdomyolyse
Paroxysmale paralytische Myoglobinurie Meyer-Betz
Meyer-Betz-Syndrom

Sporadisch, selten auch bei Geschwistern vorkommende Krankheit. Erstmanifestation meist vor dem 25. Lebensjahr, oft nach einem fieberhaften Infekt oder nach körperlicher Belastung. Akutes Auftreten von Muskelschmerzen und partiellen, meist proximal betonten oder generalisierten Lähmungen. Nach Stunden beobachtet man eine Myoglobinurie. Oft ist die Muskulatur verkrampft oder ödematös geschwollen. Bei ausgeprägter Myoglobinurie ist Nierenversagen möglich. Rückbildung der Muskelparesen und Myoglobinurie nach Stunden bis Tagen. Nur selten findet man bleibende Muskelschäden.

Pathologisch-anatomisch in akutem Stadium disseminierte, segmentale Muskelfasernekrosen, später Regeneration.

D: Symptomatische Myoglobinurie
E: *Symptomatic myoglobinuria*

Nach verschiedenartigsten Schädigungen (mechanisch, toxisch, infektiös, metabolisch, medikamentös) auftretende Rhabdomyolyse und Myoglobinurie.

Durch ausgedehnte Muskelnekrosen wird Myoglobin aus dem betroffenen Muskel freigesetzt und tritt in die Blutbahn über (Myoglobinämie). Ab einer Schwellenkonzentration im Blut wird das Myoglobin im Urin ausgeschieden, wodurch die Gefahr eines Nierenschadens und -versagens entsteht.

XV. Myositiden

D: Myositis
E: Myositis

Sammelbezeichnung für verschiedene entzündliche Muskelkrankheiten.

D: Polymyositis
E: *Polymyositis*

Heterogene Gruppe entzündlicher Erkrankungen der Skelettmuskulatur mit oder ohne Hautveränderungen, Kollagenose oder Karzinom. Akuter, subakuter oder schleichender Beginn. Monophasische, chronisch-progrediente und schubförmige Verläufe, sogar mit intermittierenden kompletten Remissionen, kommen vor.

Bei den akuten Formen neben allgemeiner Muskelschwäche, Spontanschmerzen und Druckempfindlichkeit der Muskeln häufig auch Gelenkschwellung, Fieber, Leukozytose, erhöhte Blutkörperchensenkungsgeschwindigkeit und Gewichtsabnahme. Meist starke Vermehrung der Kreatinkinase (CK) im Serum. Fälle ohne CK-Erhöhung kommen vor. Infolge Muskelzerfalls eventuell schwere Störungen im Elektrolyt- und Säure-Basen-Haushalt, Kreislaufschock und akutes Nierenversagen durch Myoglobinurie sind möglich.

Die subakuten und die primär chronischen Formen beginnen am häufigsten in proximalen Muskelgruppen zumal der unteren Extremitäten. Auch im weiteren Verlauf vornehmlich proximale Paresen. Gelegentlich Hals-, Schlund-, Schling-, Zungen- und Atemmuskulatur befallen. Geringere oder fehlende Kreatinkinase-Vermehrung; Spontanschmerzen und Schwellung der betroffenen Muskeln seltener als bei akuter Polymyositis.

Bei allen Formen nach Maßgabe des Muskelfaseruntergangs Atrophien und Schwinden der Eigenreflexe. Später Muskelkontrakturen, gelegentlich mit Verkalkungen.

Im Elektromyogramm Myopathiemuster, häufig mit pathologischer Spontanaktivität.

Pathologisch-anatomisch in charakteristischen Fällen perivaskuläre Rundzellinfiltrate mit Übergreifen auf die Muskelfasern und Muskelfasernekrosen. Häufig, insbesondere bei Kindern, perifaszikuläre Faseratrophie. Falsch-negative Befunde kommen vor.

D: Dermatomyositis
E: *Dermatomyositis*

Synonyme: Idiopathische Dermatomyositis (Teilform)
Paraneoplastische Dermatomyositis (Teilform)
Lila-Krankheit (obsolet)
Wagner-Unverricht-Syndrom (obsolet)
Wagner-Syndrom (obsolet)

→ Polymyositis mit unterschiedlich ausgeprägter Beteiligung der Haut (Erytheme, Exantheme, Ödeme, Atrophien, Ulzerationen, abnorme Pigmentierungen). Vor allem sind Gesicht, Augenlider, Handrücken, Nacken, Ellenbogen und Malleolengegend betroffen. Hautbeteiligung ist vor, während und nach Beginn der Polymyositis möglich. Bei Kindern kommen nicht selten Gastrointestinalblutungen vor. In Spätstadien sind Verkalkungen in Muskel und subkutanem Gewebe möglich. Erhöhte Karzinomrate.
Pathogenetisch wahrscheinlich verschiedenartige Autoimmunprozesse und gefäßabhängige Mikrozirkulationsstörungen.

D: Okuläre Myositis
E: *Ocular myositis*

Synonyme: Myositis orbitalis
Pseudotumor orbitae
Akute okuläre Myositis (Teilform)
Oligosymptomatische okuläre Myositis (Teilform)
Zellulitis orbitalis (obsolet)

Entzündliche Erkrankung der äußeren Augenmuskeln. Oft Schmerzen in der Tiefe der Orbita und der Nachbarschaft des Auges. Bei der akuten Form innerhalb von Stunden oder wenigen Tagen einseitig oder beidseitig Exophthalmus. Lidödem, konjunktivale Injektion, Chemosis, Lichtscheu, Tränenträufeln, Ptosis und regellos verteilte Augenmuskelparesen. Manchmal Papillenödem und Fundusblutungen, Zentralskotom, Visusminderung. Fieber und Leukozytose kommen vor. Gelegentlich oligosymptomatische Formen mit wechselhaftem Verlauf.

Im Computertomogramm der Orbita eventuell Verdickung einzelner Muskeln.

Pathologisch-anatomisch interstitielle Rundzellinfiltrate in Verbindung mit anderen chronischen Entzündungszeichen. Herdförmiges Übergreifen auf die Muskelfasern und ihre Umgebung.

D: Einschlußkörper-Myositis
E: *Inclusion body myositis*

Meist schleichend entstehende, distale symmetrische Muskelschwäche. Nur selten sind auch Schluckmuskeln betroffen. Langsame Progredienz, durchweg ohne Schmerzen. Keine Hautveränderungen. Vorwiegend ist das männliche Geschlecht betroffen.

Kreatinkinase normal oder leicht erhöht. Im Elektromyogramm oft Myopathie-Muster mit pathologischer Spontanaktivität.

Pathologisch-anatomisch Myopathie mit relativ spärlichen entzündlichen Infiltraten, eventuell Zunahme der Muskelkapillaren und mit pathognostischen, nur elektronenmikroskopisch nachweisbaren, abnormen intranukleären und intrasarkoplasmatischen tubulo-filamentösen Einschlüssen (Durchmesser: 18 ± 2 nm).

D: Eosinophile Polymyositis
E: *Eosinophilic polymyositis*

Synonym: Eosinophile Myositis

Besondere Form einer Polymyositis im Rahmen des hypereosinophilen Syndroms (Löffler-Syndrom). Systemische Krankheit mit massenhaft eosinophilen Granulozyten im Muskelgewebe ohne Hinweis auf eine parasitäre Krankheit mit Herzinsuffizienz, Überleitungsblock, Raynaudschen Zeichen, subungualen Ekchymosen, Hauterythem, Anämie und Bluteosinophilie. Letztere kann auch fehlen.

Leukopherese der Eosinophilen soll die Symptome zum Verschwinden bringen können.

D: Fokale Myositis
E: *Focal myositis*

Entzündlicher Pseudotumor des Skelettmuskels mit umschriebener, einige Wochen dauernder, schmerzhafter Schwellung an einer Extremität. Von der →Myositis ossificans und der →proliferativen Myositis klinisch und pathologisch-anatomisch abgrenzbar.

Die Ätiologie der Krankheit ist unbekannt. Traumen oder familiäre Belastungen sind auszuschließen. Im Unterschied zur →Polymyositis bleibt der Prozeß auf eine einzige Region begrenzt.

Pathologisch-anatomisch reichlich lymphozytäre Infiltrate, perimysiale und endomysiale, disseminierte Muskelfasernekrosen und -regenerationserscheinungen. Später auch interstitielle Fibrose. De- und Regenerationszeichen kommen vor.

D: Infektiöse Myositis
E: Infectious myositis

Synonym: Erregerbedingte Myositis

Oberbegriff für entzündliche Muskelkrankheiten, hervorgerufen durch Infektionen mit Viren, Bakterien, Pilzen, Protozoen und Parasiten. Tritt meist als Begleiterscheinung übertragbarer Krankheiten (Begleitmyositis) auf, kann jedoch auch im Vordergrund der Symptomatik stehen.

Anmerkung: Falls der auslösende Erreger bekannt ist, sollte das infektiöse Agens in der Vorzugsbezeichnung genannt werden: z.B. Trichinen-Myositis oder Virus-Myositis.

D: Virus-Myositis
E: *Viral myositis*

Synonyme: Virale Myositis
Begleitmyositis bei Virusinfektion
Coxsackie-B-Virus-Myositis (Teilform)
Bornholm-Krankheit (Teilform)
Myalgia epidemica (Teilform)
ECHO-Virus-Myositis (Teilform)
Influenza-Virus-Myositis (Teilform)

Oberbegriff für akute, flüchtige, selten tödliche, mit Muskelschmerz einhergehende, entzündliche Muskelerkrankung bei unterschiedlichen Virusinfektionen, vor allem bei Coxsackie-B- (Bornholm-Krankheit: Myalgia epidemica), ECHO- und Influenza-Virusinfektionen.

D: Bakterielle Myositis
E: *Bacterial myositis*

Synonyme: Bakterien-Myositis
Eitrige Myositis (Sonderform)
Spritzenabszeß (Sonderform)

Oberbegriff für bakteriell bedingte, entzündliche Muskelkrankheiten, z. B. bei Gasbrand, Tuberkulose, Lepra und Lues.

Eine Sonderform stellt die eitrige Myositis dar, die durch Staphylokokken oder Streptokokken, meist fortgeleitet nach Traumen oder iatrogen induziert (Spritzenabszeß) auftreten kann.

Anmerkung: In den Tropen wird gehäuft eine einfache oder multiple Abszedierung der Skelettmuskulatur beobachtet; der Erreger ist meist *Staphylococcus aureus* (Bungpagga, tropische Pyomyositis).

D: Gasbrand-Myositis
E: *Myositis due to Clostridium species*

Synonyme: Clostridien-Myositis

Seltene Infektion der Muskulatur durch die anaerob wachsenden Clostridien (*Cl. welchii, Cl. perfringens, Cl. emphysematodes* oder auch *Cl. septicum* und *Cl. oedematiens*) nach schweren, offenen Verletzungen der Muskulatur. Im Wundbereich kommt es zu schmerzhafter Schwellung, Verfärbung der Haut und blutig-serösem Wundexsudat, dazu Hautkrepitation (Gasbildung).

Pathologisch-anatomisch reaktionsarme Nekrose des Muskelparenchyms und des Bindesgewebes, der Gefäße und Nerven durch die Toxine der Clostridien.

D: Tuberkulose-Myositis
E: Muscular tuberculosis

Synonym: Myositis tuberculosa

Selten durch hämatogene Streuung in den Muskel während einer Miliartuberkulose auftretend.
Pathologisch-anatomisch solitäre Tuberkulome oder miliare Tuberkel.

D: Lepra-Myositis
E: *Myositis, associated with leprosy*

Entzündliche Miterkrankung der Muskulatur bei lepromatöser Lepra. Im Vordergrund der klinischen Symptomatik steht in der Regel eine neurogene Muskelatrophie aufgrund der häufigeren lepromatösen Neuropathie.

D: Lues-Myositis
E: Myositis due to Treponema pallidum

Synonyme: Myositis luica
Muskelsyphilis
Muskel-Lues

Sehr seltene Manifestation der tertiären Syphilis an der Muskulatur in Form von Gummen.

D: Mykotische Myositis
E: *Mycotic myositis*

Synonyme: Myositis bei Mucormykose (Teilform)
Myositis bei Candidiasis (Teilform)

Begleitmyositis, insbesondere durch Übergreifen von Pilzgranulomen der Haut oder anderer benachbarter Gewebe auf die Muskulatur.

D: Parasitäre Myositis
E: *Parasitic myositis*

Synonyme: Parasiten-Myositis
Toxoplasmen-Myositis (Teilform)
Sarkosporidien-Myositis (Teilform)
Trypanosomen-Myositis (Teilform)
Echinokokken-Myositis (Teilform)

Oberbegriff für parasitär bedingte, entzündliche Muskelerkrankungen, verursacht durch Trichinen, Toxoplasmen, Sarkosporidien, Trypanosomen, Zystizerken, Echinokokken etc.

D: Trichinose
E: *Trichiniosis*

Synonyme: Trichinellose
Trichinelliasis
Befall durch Trichinella spiralis
Muskeltrichinose
Trichinose der Muskulatur
Trichinose des Zwerchfells (Teilform)

Allgemeinkrankheit, hervorgerufen durch Infektion des Darmes mit adulten Würmern und der quergestreiften Muskulatur mit Larven des Nematoden *Trichinella spiralis* durch Verzehr von infiziertem, rohem, aber auch gesalzenem oder geräuchertem (in der Regel) Schweine- oder Wildschweinfleisch. Inkubationszeit 5 bis 30 Tage. Bevorzugt betroffen sind Zwerchfell, Nacken- und Kaumuskulatur sowie Schultergürtel- und Oberarmmuskeln. Abhängig vor allem von der Zahl der Parasiten kommen klinisch stumme Verläufe vor. Meist initial Übelkeit, Erbrechen, Durchfälle, sodann Muskelschmerzen und -schwäche, Lid- und Gesichtsödeme, generalisierte urtikarielle Exantheme, petechiale Blutungen, Gelenkschwellungen, hohes Fieber und Bluteosinophilie. Nicht selten tödliche Komplikationen durch Myokarditis, Meningitis, Enzephalitis, Pneumonie und toxisch bedingtes Kreislaufversagen.

Laborchemisch Kreatinkinase und Laktatdehydrogenase im Serum erhöht. Nachweis der Infektion immunserologisch und histologisch sowie am Quetschpräparat noch Jahrzehnte nach Infestation.

Pathologisch-anatomisch Larven, die zunehmend bindegewebig eingekapselt werden. Meist nur spärliche perikapsuläre Zellinfiltrate, auch reine Herdmyositis. Im Spätstadium Verkalkung der Kapsel. Im Herzmuskel: akut multifokale Myokarditis mit oder ohne Granulome und in der Regel ohne Parasiten. Im Spätstadium keine Trichinen im Herzmuskel, eventuell Myokardfibrose.

D: Zystizerken-Myositis
E: *Myositis due to Cysticercus cellulosae*

Synonyme: Muskelzystizerkose
Zystizerkose der Muskulatur
Muskelbefall durch Cysticercus cellulosae

Befall der Skelettmuskulatur mit den Larven (*Cysticercus cellulosae*) des Schweinebandwurms (*Taenia solium*). Zungen- und Herzmuskel können ebenfalls betroffen sein. Oft zugleich Zystizerkose des Gehirns. An der Muskulatur meist schmerzlose, symmetrische Hypertrophie, nur selten Muskelschwäche.

Pathologisch-anatomisch typische Zysten (Zystizerken) im interstitiellen Bindegewebe, umgeben von uncharakteristischen, reaktiven, entzündlichen Veränderungen. Im Laufe der Jahre Verkalkung.

Anhang

D: Myopathie bei Whipple-Krankheit
E: *Myopathy with Whipple's disease*

Synonym: Myopathie bei Morbus Whipple

Selten vorkommende Myopathie mit mehr oder weniger stark ausgeprägten Granulomen bei Whipple-Krankheit.

Histopathologisch und elektronenmikroskopisch eventuell Nachweis der charakteristischen SPC(„sickle particles containing")-Zellen möglich. Bei den Partikeln handelt es sich um zerfallende, nicht näher identifizierte Bakterien.

XVI. Myositiden bei Gefäß-Bindegewebskrankheiten

D: Myositis bei Gefäß-Bindegewebskrankheiten
E: *Polymyositis with autoimmune disease*

Synonym: Myositis bei Kollagenosen

Sammelbezeichnung für Muskelveränderungen vom Typ der „interstitiellen Myositis" bei Panarteriitis nodosa, Lupus erythematodes, Sklerodermie, rheumatoider Polyarthritis, Wegener-Granulomatose, Sjögren-Syndrom (Sicca-Komplex) u. a.

D: Myositis bei Panarteriitis nodosa
E: *Myositis due to polyarteritis nodosa*

Synonyme: Myositis bei Periarteriitis nodosa
Myositis bei Polyarteriitis nodosa
Begleitmyositis bei Panarteriitis nodosa

Muskelbeteiligung bei einer Panarteriitis nodosa, gekennzeichnet durch eine im akuten Stadium nekrotisierende Angiitis, die sich in späteren Stadien durch noduläre, mononukleäre Zellinfiltrate sämtlicher Wandschichten mittelgroßer Arterien, eventuell Thrombosierung, Hyalinisierung und Ischämie in den abhängigen Bezirken (ischämische Infarkte) auszeichnet.

D: Myositis bei Lupus erythematodes
E: *Myositis due to lupus erythematodes*

Synonyme: Begleitmyositis bei Lupus erythematodes
Myositis bei Pseudolupus erythematodes

Muskelbeteiligung bei systemischem Lupus erythematodes, gekennzeichnet durch uncharakteristische perivaskuläre Rundzellinfiltrate, die in der Regel nicht auf die Muskelfasern übergreifen.

Anmerkung: Folgende Medikamente können einen Lupus erythematodes-ähnliches Syndrom auslösen: Penicillamin, Phenytoin, Antiarrhythmika, Antihypertensiva (z. B. Hydralazin), Isoniazid, Chlorpromazin, Ovosiston, Gold und Antibiotika wie Tetrazykline und Penicilline (Pseudolupus erythematodes).

D: Myositis bei Sklerodermie
E: Scleroderma (morphea) with myopathy

Synonym: Myopathie bei Sklerodermie

Muskelbeteiligung bei systemischer Sklerose, gekennzeichnet durch bisher nicht näher charakterisierte perivaskuläre Rundzellinfiltrate, vor allem von Lymphozyten, die in der Regel nicht auf die angrenzenden Muskelfasern übergreifen.

D: Myositis bei rheumatoider Arthritis
E: Myositis due to rheumatoid arthritis

Synonym: Begleitmyositis bei rheumatoider Arthritis

Muskelbeteiligung bei rheumatoider Arthritis, gekennzeichnet durch bisher nicht näher charakterisierte perivaskuläre Rundzellinfiltrate, vor allem aus Lymphozyten, die in der Regel nicht auf die angrenzenden Muskelfasern übergreifen.

D: Polymyalgia rheumatica
E: *Polymyalgia rheumatica*

Klinisches Syndrom mit Schmerzen der stammnahen Muskulatur, das häufig mit Riesenzellarteriitis einhergeht. Regelmäßig erhöhte BKS. Gutes Ansprechen auf Kortikoide. Betroffen sind überwiegend ältere Personen. Häufig schwere Allgemeinsymptome (Fieber, Appetitlosigkeit, Gewichtsabnahme). Nicht selten akuter Beginn.

Pathologisch-anatomisch im Muskel nur ausnahmsweise Zellinfiltrate nachweisbar, wohl aber perivaskuläre Basalmembranverbreitungen und oft selektive Typ-2B-Faseratrophie.

D: Myositis bei Wegener-Granulomatose
E: Polymyositis in giant cell arteritis

Synonyme: Begleitmyositis bei Wegener-Granulomatose

Muskelbefall bei Wegener-Granulomatose, gekennzeichnet durch Riesenzellgranulome, massive entzündliche Zellinfiltrate und nekrotisierende Panarteriitis nodosa.

D: Myositis bei Sjögren-Syndrom
E: Myopathy in Sjögren's disease

Synonym: Begleitmyositis bei Sjögren-Syndrom

Muskelbeteiligung beim Sjögren-Syndrom, gekennzeichnet durch bisher nicht näher charakterisierte perivaskuläre („interstitielle") Rundzellinfiltrate, vor allem von Lymphozyten, die in der Regel nicht auf die angrenzenden Muskelfasern übergreifen.

D: Myositis bei Sarkoidose
E: Sarcoidosis with myopathy

Synonyme: Begleitmyositis bei Sarkoidose
Begleitmyositis bei Morbus Boeck
Myopathie bei Sarkoidose

Epitheloidzellige, granulomatöse Myositis mit Riesenzellen vom Langhans-Typ und eventuell degenerativen Muskelfaserveränderungen bei Sarkoidose. Muskelbeteiligung ist bei Sarkoidosefällen häufig. Kann führendes Symptom sein.

D: Granulomatöse Myositis
E: *Granulomatous polymyositis*

Synonyme: Myositis granulomatosa
Granulomatöse Polymyositis

Sammelbezeichnung für seltene, chronisch verlaufende granulomatöse Entzündungen im Muskel mit oder ohne Befall anderer Organe bei Sarkoidose, seltener bei Wegener-Granulomatose, Panarteriitis nodosa, miliarer Tuberkulose, tertiärer Lues und Toxoplasmose. Nicht zweifelsfrei auch bei Thymom und Myasthenia gravis sowie bei Polymyositis.

Anmerkung: Als eigenständige Form umstritten, autoptisch nicht verifiziert.

D: Fibrodysplasia ossificans progressiva
E: *Fibrodysplasia ossificans progressiva*

Synonyme: Münchmeyer-Syndrom
Fibrositis ossificans progressiva
Myositis fibrosa generalisata
Myositis ossificans progressiva (irreführend)

Der Erbgang ist dominant autosomal, jedoch tritt Fibrodysplasia ossificans progressiva auch sporadisch als Neumutation auf. Beginn meist im Kindesalter, selten schon intrauterin oder erst bei Erwachsenen, mit lokalisierten schmerzhaften Schwellungen, die in der Folge verknöchern. Zunächst ist die Hals- und Schulterregion betroffen. Der Prozess breitet sich schubweise auf andere Muskelgruppen aus. Die Kaumuskulatur sowie die Muskulatur der proximalen Extremitäten und des Stammes sind häufig betroffen, jedoch kann grundsätzlich jede Muskelgruppe befallen werden. Die Krankheit kann zu einer weitgehenden Immobilisierung des Patienten führen. Bei der großen Mehrzahl der Patienten finden sich angeborene Mißbildungen: Verkürzung von Großzehen und Daumen, Klinodaktylie, Schwimmhautbildung, seltener Polydaktylie, Ohrdeformitäten.

Betroffen ist das Bindegewebe, speziell Aponeurosen, Faszien, Sehnen und intramuskuläres Bindegewebe. Die Muskelfasern werden nur sekundär in Mitleidenschaft gezogen.

D: Myosklerose
E: Myosclerosis

Synonyme: Myofibrose
Chronische Myositis fibrosa
Fibrosierende Myositis

Ausgedehnte Fibrose im Muskel aufgrund einer Vermehrung kollagener Fasern um einzelne oder kleine Gruppen oder Faszikel von veränderten Muskelfasern. Diese kann als unspezifische Reaktion auf verschiedenartige Muskelschädigung auftreten, so in späten Stadien sowohl einer Myositis als auch einer neurogenen Muskelatrophie oder einer Muskeldystrophie.

Anmerkung: Das Vorkommen einer primär vom Bindegewebe ausgehenden Krankheit der Muskulatur ist umstritten, wenn man von den Krankheitsbildern der „Myositis proliferans" und „desmoiden Fibromatosen" absieht, die eigene Krankheitsbilder darstellen.

D: Myositis ossificans circumscripta
E: Circumscribed ossifying myositis

Synonyme: Myositis ossificans localisata
Ossifizierende Myopathie

Nach Muskeltraumen oder bei bettlägerigen Patienten mit unterschiedlichen neurologischen Krankheiten auftretende Verkalkungen und anschließender Verknöcherung von Muskeln, Sehnen und Gelenkkapseln im Bereich großer Gelenke mit lokaler Bewegungshinderung. Ein Entzündungsprozess liegt primär nicht vor.

D: Rigid-Spine-Syndrom
E: *Rigid spine syndrome*

Seltene, ätiologisch unklare, vorwiegend bei männlichen Patienten beobachtete Krankheit, klinisch gekennzeichnet durch Beginn im früheren oder späteren Kindesalter mit Einschränkung der Flexion in der dorsolumbalen und zervikalen Wirbelsäule. Die Beweglichkeit anderer Gelenke, insbesondere die Extension im Ellenbogen, kann eingeschränkt sein. Die Extremitätenmuskeln sind nur geringfügig mitbetroffen.

Die Serum-Kreatin-Kinase ist leicht erhöht, das Elektromyogramm myopathisch verändert.

Bioptisch-histologisch finden sich myopathische Veränderungen mit starker Fibrose, vor allem in der Rückenmuskulatur. In anderen Muskeln wurde mehrfach eine Fasertypen-Disproportion beobachtet.

XVII. Physikalisch bedingte Myopathien

D: Muskelriß
E: *Myorrhexis*

Synonyme: Muskelruptur
Muskelzerreißung
Muskelzerrung

Verletzung des Muskelgewebes durch mechanische Einwirkung (Überdehnung, Kontraktion, äußere Gewalt).

D: Muskelhämatom
E: *Muscular haematoma*

Synonym: Intramuskuläres Hämatom

Hämatom, das infolge Gefäßverletzung oder spontan bei gestörter Blutgerinnung entsteht. Kann durch Organisation zu derben Verhärtungen führen. Sekundäre Infektion ist möglich (Spritzenabszeß).

Die Quadrizeps-Kontraktur bei Kindern (sogenannte kongenitale Quadrizeps-Kontraktur) entsteht vermutlich auf gleiche Weise.

D: Muskelhernie
E: *Muscle hernia*

Synonym: Muskelbruch

Muskelvorwölbung bei Defekten oder nach Verletzung der Muskelfaszie.

D: Muskelinfarkt
E: Muscle infarction

Sammelbezeichnung für ischämische Muskelnekrosen aufgrund eines arteriellen Gefäßverschlusses.

D: Muskellogen-Syndrom
E: *Ischaemic compartment syndrome*

Synonyme: Kompartment-Syndrom
Tibialis-anterior-Syndrom (Teilform)
Tibialis-anterior-Logen-Syndrom (Teilform)
Tibialis-posterior-Syndrom (Teilform)
Peroneus-Logen-Syndrom (Teilform)
Flexor-carpi-radialis-Syndrom (Teilform)

Funktionsverlust der Skelettmuskulatur innerhalb von Stunden bis zur raschen Nekrotisierung. Symptome sind derbe Schwellung, Schmerz, Parese, Fehlen von Elektromyogramm-Aktivität. Eventuell Myoglobinurie und nachfolgend Anurie.

Ursache ist eine Störung der arteriellen Versorgung oder der venösen Drainage infolge Druckerhöhung innerhalb der Loge. Betroffen sind Muskeln, die allseitig durch Knochen und Faszien umschlossen sind, am häufigsten der M. tibialis anterior. Eine Schädigung der durchziehenden Nerven kann vorkommen.

D: Muskulärer Schiefhals
E: *Congenital torticollis*

Synonym: Torticollis congenitus

Häufig schon bei Geburt vorhanden, prägt sich der muskuläre Schiefhals mit zunehmendem Alter immer deutlicher aus. Die bindegewebige Kontraktur des M. sternocleidomastoideus bewirkt eine Neigung des Kopfes auf die Seite der Erkrankung mit Drehung des Gesichts zur Gegenseite. Häufigste Ursache sind exogene Läsionen vor oder nach der Geburt; erbliche Faktoren können eine Rolle spielen. Besserung meistens durch physiotherapeutische Behandlung.

Anmerkung: Diese Form des Schiefhalses ist von anderen Formen des Torticollis (Torticollis spasmodicus, Torticollis dystonicus) abzugrenzen.

D: Volkmann-Kontraktur
E: *Volkmann's contracture*

Synonyme: Volkmannsche ischämische Kontraktur
Volkmann-Lähmung
Volkmann-Syndrom

Ischämisch bedingte Muskelnekrose mit nachfolgender Kontraktur, gewöhnlich nach Verletzungen mit subfaszialem Hämatom und/oder Ödem bei komprimierendem Verband. Dadurch entsteht eine hämorrhagische Infarzierung der Muskeln sowie eine Schädigung der Nerven.

D: Muskelatrophie nach Bestrahlung
E: Radiation myopathy

Seltene, mit einer Latenz von Monaten nach Bestrahlung, z. B. von Tumoren, auftretende Muskelatrophie.

D: Muskelatrophie nach Elektrotrauma
E: *Muscular atrophy following electrical trauma*

Synonym: Elektrotraumatische Spinalatrophie

Lähmungserscheinungen mit Muskelschwund nach einer Latenz von Wochen bis Monaten, die sich auch in fließendem Übergang zu den akuten Lähmungserscheinungen (Blitzschlag-Lähmung) im Verlaufe des Stromweges manifestieren können. Sie sind wechselweise begleitet von Sensibilitäts- und vasozirkulatorischen Störungen. Auch autonome Störungen können damit vergesellschaftet sein. Rückbildung nach langen Intervallen, selten auch progrediente Verläufe. Soll vorzugsweise nach Einwirkung von niedergespannten Wechselströmen vorkommen.

Anmerkung: Bisher fehlen autoptische Untersuchungen, so daß weiterhin Unsicherheit bezüglich des pathologisch-anatomischen Korrelats zu diesem klinischen Krankheitsbild besteht.

D: Motorische Systemdegeneration nach Elektrotrauma
E: *Motor neuron disease due to electric trauma*

Synonym: „Amyotrophische Lateralsklerose" nach Elektrotrauma (irreführend)

Seltene Fälle mit progredienter Spätkomplikation nach Elektrotrauma unter dem Bilde der amyotrophischen Lateralsklerose.

Anmerkung: Große Vorsicht ist vor ungerechtfertigter kausaler Verknüpfung lange zurückliegender Elektrotraumen mit einer schicksalhaften amyotrophischen Lateralsklerose geboten.

XVIII. Muskelfehlbildungen, Aplasien und Anlagevarianten

D: Muskelaplasie
E: *Congenital absence of muscles*

Synonyme: Muskelagenesie
Angeborener Muskeldefekt

Totales oder partielles Fehlen eines funktionell wichtigen Muskels. Vorkommen einseitig oder doppelseitig. Kombination mit Entwicklungsstörungen von Integument und Skelett (obere Extremität) und/oder von inneren Organen (z. B. beim Bauchmuskeldefekt).

Pathologisch-anatomisch findet sich an Stelle des Muskels Bindegewebe.

D: Bauchmuskelaplasie-Syndrom
E: *Prune belly syndrome*

Synonyme: Abdominalmuskelaplasie-Syndrom
Kongenitale Bauchmuskelaplasie
Kongenitales Bauchmuskel-Syndrom
Bauchdeckenaplasie-Syndrom
Fröhlich-Syndrom
Obrinsky-Syndrom
Eagle-Barrett-Syndrom
Pflaumenbauch-Syndrom
„Dörrpflaumenbauch"
Prune-belly-Syndrom

Sonderform der Muskelaplasie mit totaler oder partieller Aplasie der Bauchdeckenmuskulatur, häufig kombiniert mit Fehlbildungen des Urogenitalsystems. Klinisches Zeichen sind dünne und schlaffe Bauchdecken; die Bauchhaut ist häufig stark gerunzelt. Die Nabelgrube ist meist spalt- oder schlitzförmig verändert.

Die Ätiologie ist ungeklärt; die meisten Beobachtungen betreffen sporadische Fälle. Fast ausschließlich bei Knaben vorkommend.

D: Muskelvarietät
E: *Muscular variety*

Unübliche Ausbildung eines Muskels oder Fehlen funktionell unwichtiger (vor allem: atavistischer) Muskeln.

D: Kernaplasie der Hirnnerven
E: *Congenital cranial nerve defect*

Synonyme: Möbius-Syndrom
Infantiler Kernschwund (obsolet)

Kombination von Muskeldefekten im Hirnnervenbereich mit Aplasie, Hypoplasie oder abnormer Position der zugeordneten Hirnnervenareale. Der Häufigkeit nach sind Augenmuskeln, Gesichtsmuskeln und Zungenschlundmuskeln betroffen. Häufig Fehlbildungen auch in Pons und Mesencephalon oder von Felsenbein und Ohr. Auftreten sporadisch; Ätiologie unklar. Dominante Vererbung ist bei beidseitiger Fazialisparese, unregelmäßig dominante Vererbung bei angeborener Oculomotoriusparese beobachtet worden. In einzelnen Fällen sind angeborene Hirnnervenparesen offenbar auch rezessiv erblich.

D: Hypertrophia musculorum vera
E: Hypertrophia musculorum vera

Dominant autosomal erbliche Krankheit mit Volumenvermehrung der Muskulatur. Beginn in der 2. und 3. Lebensdekade; sehr langsame Progredienz. Besonders auffällig sind Verdickungen von Waden und Masseteren. Halbseitige Ausprägung kommt vor. Gelegentlich Klagen über Muskelcrampi. Keine Parese, keine Myotonie.

Anmerkung: Die Eigenständigkeit des Krankheitsbildes bleibt zu prüfen.

D: Idiopathische Masseterhypertrophie
E: *Idiopathic hypertrophy of masseter muscle*

Synonym: Hypertrophische branchiale Myopathie

Benigne Hypertrophie der Masseteren, die mit einer Hypertrophie auch anderer branchiogener Muskeln verbunden sein kann.

D: Stilling-Türk-Duane-Syndrom
E: *Duane's syndrome*

Synonym: Duane-Syndrom

Meist sporadisch vorkommende, in einzelnen Fällen dominant autosomal erbliche paradoxe Innervationsstörung der Augenmuskeln, wobei es durch gleichzeitige Aktivierung von antagonistischen Muskeln zu horizontalen und vertikalen Augenbewegungsstörungen kommt.

Beim am häufigsten auftretenden Typ I kommt es beim Seitwärtsblick zu einer Abduktionshemmung des betroffenen Auges durch synergistische Innervation der Mm. rectus lateralis und medialis. In einzelnen Fällen wurden auch Mitinnervationen anderer Augenmuskeln beobachtet. Typisch ist darüber hinaus eine Retraktion und Lidspaltenverengung bei Adduktion.

Beim Typ II tritt am betroffenen Auge eine Adduktionshemmung durch Koinnervation der Mm. rectus medialis und lateralis bei Blickwendung nach medial auf.

Beim Typ III kommt es zu einer teilweisen oder völligen Aufhebung der vertikalen Augenbewegungen durch Koinnervation der Mm. rectus superior und inferior. Alle Innervationsanomalien können auch beidäugig vorkommen.

Anmerkung: Japanische Autoren haben das Duane-Syndrom in Kombination mit Hypoplasie des Daumenballens bei 5 Mitgliedern einer Familie in 3 Generationen beschrieben.

D: Kongenitale okulomotorische Apraxie
E: *Congenital ocular motor apraxia*

Synonym: Cogan-Syndrom

Angeborene horizontale Blickbewegungsstörung mit Verlust der Fähigkeit, die Augen willkürlich und visuell-reflektorisch seitwärts zu wenden bei Erhaltenbleiben von zufallsbedingten horizontalen Augenbewegungen. Kennzeichnend sind kompensatorische, überschießende ruckartige Kopfbewegungen und Schwierigkeiten der Kinder, lesen zu lernen. Meist sporadisches Vorkommen; in einzelnen Fällen wird rezessiv autosomaler und X-chromosomaler Erbgang diskutiert.

D: Marcus-Gunn-Syndrom
E: *Marcus Gunn syndrome*

Synonyme: Kiefer-Lid-Phänomen
Maxillo-palpebrale Synkinesie
Jaw-winking

Angeborene leichte Ptosis. Das Oberlid läßt sich nicht willkürlich, sondern nur bei Kieferbewegung (Öffnen, Seitenbewegung) oder Schlucken anheben. In einigen Familien ist dominante Vererbung vermutet worden.

XIX. Muskeltumoren

D: Proliferative Myositis
E: *Proliferative myositis*

Synonyme: Myositis proliferans
Pseudosarkomatöse Myositis proliferans

Pseudosarkomatöse proliferative Reaktion des Muskels (wahrscheinlich auf eine Verletzung), die von →Myositis ossificans circumscripta und subkutaner pseudosarkomatöser Fibromatose abzugrenzen ist. Klinisch derber, schmerzloser, rasch wachsender Tumor an Schultergürtel, Thorax oder Oberschenkel. Alter der Patienten meist über 45 Jahre.

Pathologisch-anatomisch Unterscheidung von der Myositis ossificans circumscripta vor allem durch die große Zahl sogenannter ganglioider Zellen, die sich neben fibroblastenähnlichen Zellelementen (Myofibroblasten), herdförmigen Lymphozyteninfiltraten, reichlich mukoiden Substanzen und herdförmigen Osteoid- bzw. Knochenbildungen finden, außerdem infiltratives Wachstumsmuster. Der Prozeß ist gutartig und kommt von selbst zum Stillstand.

Anmerkung: Die Verwechslung mit einem mehr oder weniger differenzierten Sarkom ist zu vermeiden.

D: Rhabdomyom
E: *Rhabdomyoma*

Synonyme: Rhabdomyoblastom
Myoma striocellulare
Rhabdomyoma granulocellulare
Kongenitales Rhabdomyom des Herzens (Teilform)

Sammelbezeichnung für seltene, benigne Tumoren, die relativ häufig in der Lippe, der Zunge, im weichen Gaumen, in der Nackenmuskulatur, aber nur ausnahmsweise in anderen quergestreiften Muskeln, wie z. B. im Herzmuskel (besonders auch bei tuberöser Sklerose), vorkommen. Gelegentlich auch an Stellen, die normalerweise kein quergestreiftes Muskelgewebe enthalten: in Blase, Niere, Hoden, Prostata, Vagina, wahrscheinlich im Uterus, im Gastrointestinaltrakt und im Ösophagus, gelegentlich auch in Teratomen. Makroskopisch handelt es sich um einzelne oder multiple, knötchenförmige oder flache, rundliche oder polypöse Tumoren, die in der Regel gut abgegrenzt, gelegentlich aber auch diffus ausgebreitet sind.

Pathologisch-anatomisch unterschiedlich gestaltete und verschieden große Zellen, die im Bereich differenzierter Areale Bündel parallel ausgerichteter oder verflochtener quergestreifter Myofibrillen enthalten. Diese Zellen werden von einem mehr oder weniger ausgereiften Bindegewebe umgeben.

D: Rhabdomyosarkom
E: *Rhabdomyosarcoma*

Synonyme: Rhabdosarkom
Sarcoma rhabdomyoblasticum
Botryoides Sarkom (Sonderform)

Sammelbezeichnung für hochmaligne Tumoren, die häufig metastasieren und rasch zum Tode führen. Der Tumor kommt in histopathologisch, aber nicht zweifelsfrei hinsichtlich ihrer biologischen Eigenschaften unterscheidbaren Formen vor. Dabei entspricht in der Regel dem juvenilen das embryonale und alveoläre, dem adulten das pleomorphe Rhabdomyosarkom.

Zusätzlich gibt es die Bezeichnung botryoides Sarkom, das seinen Namen von dem häufig traubenförmig-polypösen makroskopischen Aspekt erhalten hat, den submukös in Hohlorganen wachsende Tumoren bieten, so z. B. Rhabdomyosarkome im Urogenitaltrakt, im Pharynx, in der Orbita, in der Nasenhöhle, im Hörkanal und im Gallengang.

D: Embryonales Rhabdomyosarkom
E: *Embryonal rhabdomyosarcoma*

Synonym: Juveniles Rhabdomyosarkom

Hochmaligner Tumor mit doppelgipfliger Altersverteilung: ein Gipfel kurz nach der Geburt, ein zweiter zwischen dem 15. und 19. Lebensjahr. Den ersten Gipfel bilden vorwiegend Tumoren im Bereich des Kopfes, des Nackens und des Urogenitaltraktes; der zweite Gipfel im späten Adoleszentenalter ist auf Tumoren der Hoden und benachbarter Strukturen zurückzuführen. Die Geschlechtsverteilung betrifft bei Tumoren des Urogenitaltraktes Männer zu Frauen im Verhältnis 2 zu 1 und für die Rhabdomyosarkome im Kopf- und Nackenbereich Männer zu Frauen im Verhältnis 1,2 zu 1.

Pathologisch-anatomisch zeigen die alveolären oder embryonalen Rhabdomyosarkome ein pseudoalveoläres Wachstumsmuster, das auf einer Tendenz zur Fibrosierung mit progredienter Beeinträchtigung der Gefäßversorgung und nachfolgender Zelldegeneration beruht. Rhabdomyoblasten mit klar erkennbarer Querstreifung sind selten. Elektronenmikroskopisch sind jedoch häufiger als lichtmikroskopisch zumindest Rudimente von Myofibrillen nachweisbar. Die meisten Zellen sind klein und polygonal. Mehrkernige Riesenzellen kommen nur vereinzelt vor. Spindelförmige Tumorzellen sind reichlich vorhanden. Die zellulären Entwicklungsstadien des embryonalen Rhabdomyosarkoms gleichen denen während der Embryogenese normaler quergestreifter Muskelfasern. Das Auftreten von Rhabdomyosarkomen auch in Regionen ohne quergestreifte Muskelfasern und ihre Feinstruktur sprechen für eine Entstehung aus undifferenzierten mesenchymalen Tumorzellen.

D: Alveoläres Rhabdomyosarkom
E: *Alveolar rhabdomyosarcoma*

Synonym: Alveoläres rhabdomyoblastisches Sarkom

Vorwiegend in der Muskulatur der Extremitäten (Unterarme, Hände) bei Jugendlichen und jungen Erwachsenen vorkommender hoch maligner Tumor. Ein solides Wachstumsmuster geht dem alveolären Muster voraus. Letzteres beruht auf einer progredienten Beeinträchtigung der Gefäßversorgung mit nachfolgender Zelldegeneration und alveolärer Fibrosierung; es sollte daher besser „pseudo-alveolär" statt alveolär heißen. Rhabdomyoblasten mit erkennbarer Querstreifung sind selten. Häufiger finden sich undifferenzierte Rhabdomyoblasten und multinukleäre Riesenzellen mit randständigen Kernen. Elektronenmikroskopisch ist häufig ein Nachweis von Filamenten mit zwei verschiedenen Durchmessern (Myosin und Actin) möglich.

D: Pleomorphes Rhabdomyosarkom
E: *Pleomorphic rhabdomyosarcoma*

Synonyme: Adultes Rhabdomyosarkom
Rhabdomyosarkom, Mischtyp
Gemischtzelliges Rhabdomyosarkom

Bei Erwachsenen überwiegend im oberflächlichen Weichteilgewebe von Rumpf und Extremitäten, seltener im Retroperitonealraum, im Mediastinum, am Kopf, im Nacken und im Urogenitaltrakt vorkommender bösartiger Tumor.

Pathologisch-anatomisch sind drei verschiedene Zellformen zu unterscheiden: Abgerundete oder streifenfömige Zellen mit zwei oder mehr hintereinander angeordneten Kernen, Zellen mit einem einzelnen Kern und einem zugespitzten Zelleib und abgerundete kleinere Zellen mit einem Kern oder größere Zellen mit mehreren Kernen. Rhabdomyoblastische Riesenzellen können Vakuolen aufweisen, die Glykogen enthalten. Das Zytoplasma enthält in wechselnder Menge Myofibrillen, die jedoch häufig erst immunhistochemisch oder elektronenmikroskopisch nachweisbar sind.

D: Rhabdomyosarkom, Mischtyp
E: *Mixed rhabdomyosarcoma*

Synonym: Gemischtzelliges rhabdomyoblastisches Sarkom

Maligner Tumor mit teils pseudoalveolärem, teils embryonalem Wachstumsmuster (→alveoläres und pleomorphes Rhabdomyosarkom).

D: Granularzelltumor
E: *Granular cell tumour*

Synonyme: Granularzellmyoblastom
Abrikossoff-Tumor
Myoblastisches Myom
Myoblastom
Embryonales Rhabdomyoblastom
Epulis des Neugeborenen
Granularzellneurofibrom

Gutartiger Tumor in Muskel, Haut, Schleimhäuten aller Teile des Verdauungskanals, Orbita, Brust, Larynx, Blase, Uterus, Vulva, Omentum, Retroperitoneum, Hypophysenstiel, Epineurium kleinerer Nerven und im Marklager des Großhirns. In etwa 10% multiples Vorkommen. Eine histogenetische Ableitung aus Schwannzellen wird diskutiert.

Pathologisch-anatomisch große Zellen mit kleinen Kernen und reichlich, zum Teil azidophilen und PAS-positiven Granula im Zytoplasma, die elektronenmikroskopisch feinkörnig sind. Die Zellen werden einzeln oder in kleinen Gruppen von einem feinen Retikulinfasergerüst umgeben. Eine histogenetische Ableitung aus Schwannzellen wird diskutiert.

Anmerkung: Eine maligne Form des Granularzelltumors kommt gelegentlich vor und muß vom sogenannten alveolären Weichteilsarkom unterschieden werden.

D: Alveoläres Weichteilsarkom
E: *Alveolar soft part sarcoma*

Synonyme: Christofferson-Sarkom
Bösartiges Myoblastom (irreführend)
Malignes Myoblastenmyom (irreführend)

Maligner Tumor mit etwa gleicher Lokalisation wie die gutartigen Granularzelltumoren.

Pathologisch-anatomisch im Vergleich zum Granularzelltumor größere Kerne. Elektronenmikroskopisch parakristalline Strukturen, die als pathognomonisch gelten. Ähnliches Wachstumsmuster wie in nichtchromaffinen Paragangliomen mit kleinen Gruppen abgerundeter, von einem Gefäßbindegewebsgerüst umgebener Zellen. Die in den Zellen enthaltenen Granula sind teils azidophil, teils neutrophil, teils amphophil. Die PAS-positiven Granula sind gegenüber Diastase-Verdauung resistent.

D: Benigne interstitielle Muskeltumoren
E: Benign interstitial tumours of the muscle

Sammelbezeichnung für benigne Tumoren, die ihren Ausgang vom interstitiellen Gewebe des Muskels nehmen. Dazu gehören: Lipome, Fibrome, Myxome, Neurinome, Neurofibrome, Hämangiome, Hämangiolipome, Synovialome, Ganglien, Desmoidtumoren u.a. Unter diesen treten Hämangiome und Desmoidtumoren im Muskel relativ häufig auf.

Anmerkung: Da sich die meisten dieser Tumoren nicht wesentlich von ähnlichen Tumoren in anderen Geweben unterscheiden, brauchen sie hier nicht gesondert definiert zu werden.

D: Maligne interstitielle Muskeltumoren
E: *Malignant interstitial tumours of the muscle*

Sammelbezeichnung für maligne Tumoren, die ihren Ausgang vom interstitiellen Gewebe des Muskels nehmen. Dazu gehören: Liposarkome, Fibrosarkome, myxoide Liposarkome u. a.

Anmerkung: Da sich die meisten dieser Tumoren nicht wesentlich von ähnlichen Tumoren in anderen Geweben unterscheiden, brauchen sie hier nicht gesondert definiert zu werden.

D: Muskellipom
E: Muscular lipoma

Gutartiger, vom interstitiellen Gewebe ausgehender Tumor in der Skelettmuskulatur.

D: Muskelfibrom
E: Intramuscular fibroma

Gutartiger, vom Muskelbindegewebe ausgehender Tumor in der Skelettmuskulatur.

D: Muskelmyxom
E: Intramuscular myxoma

Gutartiger, vom interstitiellen Bindegewebe ausgehender Tumor in der Skelettmuskulatur.

D: Neurinom im Muskel
E: *Intramuscular neurinoma*

Gutartiger, vom intramuskulären Nervengewebe ausgehender Tumor in der Skelettmuskulatur.

D: Neurofibrom im Muskel
E: Intramuscular neurofibroma

Gutartiger, vom intramuskulären Nervengewebe ausgehender Tumor in der Skelettmuskulatur.

D: Muskelhämangiom
E: Intramuscular haemangioma

Synonym: Hämangiom des Skelettmuskels

Sammelbezeichnung für hämangiomatöse Tumoren der Skelettmuskulatur. Unterschieden werden →Muskelhämangiome mit kleinen Gefäßen, →Muskelhämangiome mit großen Gefäßen und →Muskelhämangiome vom gemischten Typ.

D: Muskelhämangiom mit kleinen Gefäßen
E: *Intramuscular haemangioma, small vessel type*

Synonym: Angiolipom (Teilform)

Gutartiger Muskeltumor, der am häufigsten bei 20-30jährigen vorkommt. Kurzer klinischer Verlauf. In der Regel kleiner als die beiden anderen Varianten. Bevorzugte Lokalisation Stamm und obere Körperhälfte.

Pathologisch-anatomisch sind die Hämangiome gelegentlich so zellreich und die Endothelzellen so groß, daß das Lumen der Gefäße vollständig obliteriert erscheint und die Gefäßnatur des Tumors nicht sofort zu erkennen ist. Meist lipomatöse Komponente und diffuse lymphozytäre Infiltrationen. Herde mit lockerem myxoiden Stroma und Hämosiderinablagerungen kommen vor.

D: Muskelhämangiom mit großen Gefäßen
E: *Intramuscular haemangioma, large vessel type*

Synonym: Angiolipom (Teilform)

Gutartiger Muskeltumor, bevorzugt an den Beinen, mit Altersprädilektion wie bei der Variante mit kleinen Gefäßen, jedoch mit längerer Verlaufsdauer und großen Tumoren. In einigen Fällen überwiegend lipomatöse Komponente.
Pathologisch-anatomisch dünnwandige Gefäße mit weiten Lumina. Endothelzellenkerne abgeflacht, klein und unauffällig. Keine Mitosen. Ausnahmsweise mehrkernige Endothelzellen. Stellenweise nicht von einem Lipom unterscheidbar. Knocheninseln und Verkalkungsherde kommen gelegentlich vor. Meist diffuse lymphozytäre Infiltration, ausgeprägte Lymphfollikel, perivaskuläre Ansammlungen von Lymphozyten, Ablagerungen von Hämosiderin und intravaskulären Thromben.

Anmerkung: Die Hämangiome mit großen Gefäßen und die vom gemischten Typ sind wahrscheinlich identisch mit den sogenannten „infiltrierenden Angiolipomen".

D: Muskelhämangiom vom gemischten Typ
E: *Intramuscular haemangioma, mixed type*

Gutartiger Muskeltumor vorwiegend am Stamm während der zweiten oder dritten Lebensdekade auftretend. Tumorgröße und klinischer Verlauf wie bei Muskelhämangiomen mit großen Gefäßen.

Pathologisch-anatomisch Veränderungen, die zwischen den Typen mit kleinen und großen Gefäßen liegen. Häufiger als bei den beiden anderen Gruppen sind zahlreiche Lymphfollikel und myxoide Veränderungen im Fett- und Bindegewebe um die Gefäße herum nachweisbar.

Anmerkung: Die Hämangiome mit großen Gefäßen und die vom gemischten Typ sind wahrscheinlich identisch mit den sogenannten „infiltrierenden Angiolipomen".

D: Muskelhämangiolipom
E: *Intramuscular haemangiolipoma*

Synonyme: Hämangiolipom des Skelettmuskels
Infiltrierendes Angiolipom

Gutartiger, von Gefäßen des Muskelgewebes ausgehender Tumor der Skelettmuskulatur.

Anmerkung: Die Hämangiome mit großen Gefäßen und die vom gemischten Typ sind wahrscheinlich identisch mit den sogenannten „infiltrierenden Angiolipomen".

D: Muskelsynovialom
E: Intramuscular synovialoma

Gutartiger, in das Muskelgewebe einwachsender Tumor der Synovia benachbarter Gelenke.

D: Desmoidtumor des Muskels
E: *Desmoid tumor of muscle tissue*

Synonyme: Muskeldesmoid

Gutartiger Tumor, ausgehend vom Stütz-, Sehnen- und Fasziengewebe, insbesonders oberflächlich gelegener Muskeln. Häufig in der Bauchwandmuskulatur von Frauen während oder nach der Schwangerschaft; doch können Desmoide auch bei Kindern und Männern vorkommen.
Pathologisch-anatomisch hyperplastischem Narbengewebe ähnlich. Durch Infiltration in die Umgebung kommt es häufig zu Rezidiven. Keine Metastasierung. Die Umwachsung von Nerven und Arterien kann erhebliche Beschwerden verursachen. Elektronenmikroskopisch lassen sich auch myofibroblastische Zellelemente mit massenhaft inter- und intrazellulärem Kollagen nachweisen.

D: Muskelliposarkom
E: Intramuscular liposarcoma

Bösartiger, vom interstitiellen Fettgewebe ausgehender Tumor in der Skelettmuskulatur.

D: Muskelfibrosarkom
E: *Intramuscular fibrosarcoma*

Bösartiger, vom Bindegewebe ausgehender Tumor in der Skelettmuskulatur mit klinisch relativ gutartigem Verlauf.

D: Myxoides Liposarkom des Muskels
E: Myxoid liposarcoma of muscle

Bösartiger, vom interstitiellen Fett- und Bindegewebe ausgehender Tumor in der Skelettmuskulatur mit myxoiden Anteilen.

D: Metastase im Muskel
E: *Metastatic tumour in muscle*

Synonym: Muskelmetastase

Maligne Tumoren metastasieren auffällig selten in die Skelettmuskulatur. Wesentlich häufiger als eine hämatogene oder lymphogene Ausbreitung ist eine Infiltration per continuitatem durch maligne oder auch benigne Tumoren der angrenzenden Gewebe.

Anhang

D: Teratom mit quergestreiften Muskelfasern
E: *Teratoma with striated muscle fibres*

Fehlbildungstumor, der Gewebsanteile der drei Keimblätter einschließlich quergestreifter Muskelfasern enthält. Quergestreifte Muskelfasern können außer in Teratomen auch in Nierentumoren (Wilms-Tumor) vorkommen. Eine maligne Entartung zu Rhabdomyosarkomen ist möglich.

XX. Wichtige Symptome und pathophysiologische Begriffe

D: Myotonie
E: *Myotonia*

Verzögerte Erschlaffung der Muskulatur nach willkürlich, elektrisch oder mechanisch ausgelöster Muskelkontraktion. Muskelaktivität verringert die Myotonie meistens (Übungseffekt).
Elektromyographisch Salven von Spontanentladungen.

D: Myotonia paradoxa
E: Myotonia paradoxa

Myotonie, die durch Muskelarbeit nicht verringert, sondern verstärkt wird.

D: Segmentale Muskelfasernekrose
E: *Segmental muscle fiber degeneration*

Synonyme: Hyaline Nekrose quergestreifter Muskelfasern
Wachsartige Degeneration quergestreifter Muskelfasern
Zenkersche Degeneration

Unspezifisches histopathologisches Zeichen einer akuten Muskelfasernekrose, die sich nur über einen Teil der Sarkomere einer Muskelfaser erstreckt (segmentale Fasernekrose). Sie kann bei nahezu allen schwereren (nekrotisierenden) Myopathien aufgrund verschiedener exogener oder endogener Ursachen auftreten.

Anmerkung: Von Zenker erstmalig beim Typhus abdominalis beschrieben (wachsartige Degeneration).

D: Muskelatrophie
E: *Muscular atrophy*

Synonyme: Amyotrophie
Myatrophie
Atrophia musculorum
Muskelschwund

Durch Reduktion der Muskelfaserkaliber oder der Anzahl der Fasern bedingte Volumenabnahme eines Muskels. Die häufigste Form der Muskelatrophie beruht auf einer Denervation der Muskelfasern (neurogene oder Denervationsatrophie), wenn man einmal von der wahrscheinlich nach häufigeren Hunger- und Altersatrophie absieht. Doch kommt es auch bei suprasegmentalen Läsionen des Zentralnervensystems im Bereich des zentralen oder ersten motorischen Neurons zu einer geringgradigen Muskelatrophie, die anfangs nur die Typ-2-Fasern betrifft. Später können durch transsynaptische Degeneration der distalen Motoneurone sekundär denervationsbedingte Muskelfaseratrophien auftreten. Im übrigen kann es zur Muskelatrophie auch durch Verminderung der Anzahl der Muskelfasern kommen (numerische Muskelatrophie). Teilformen sind Hungeratrophie, Denervationsatrophie, Inaktivitätsatrophie, senile Atrophie und Muskelatrophie bei allgemeiner Kachexie. Auch die Volumenminderung bei Muskeldystrophie oder Myositis durch Reduktion von Zahl und/oder Kaliber der Muskelfasern wird klinisch als Atrophie bezeichnet.

Anmerkung: Im Anschluß an Muskelfasernekrosen können regenerierte Fasern, bevor sie reinnerviert sind, eine Atrophie vortäuschen (Hypoplasie).

D: Muskelhypertrophie
E: Muscular hypertrophy

Vergrößerung der Muskelmasse durch Zunahme des Muskelfaserdurchmessers und/oder Vermehrung der Faserzahl (Hyperplasie). Da die Muskelfaserkaliber in Abhängigkeit von Lebensalter, Geschlecht, Muskel und Muskelfasertyp variieren, müssen diese Faktoren bei der Feststellung einer Muskelfaserhypertrophie jeweils im einzelnen berücksichtigt werden. Zu unterscheiden sind Muskelfaserhypertrophien durch Übung sowie aufgrund vielfältiger pathologischer Ursachen.

Anmerkung: Die echte Hypertrophie des Muskels ist zu unterscheiden von der → Pseudohypertrophie des Muskels.

D: Pseudohypertrophie des Muskels
E: *Muscular pseudohypertrophy*

Synonym: Muskelpseudohypertrophie

Volumenvermehrung des interstitiellen Muskelgewebes durch Vakatwucherung des Fett- und Bindegewebes (z.B. Wadenhypertrophie bei →Muskeldystrophie, Typ Duchenne), die mit einer Reduktion des eigentlichen Muskelparenchyms verbunden ist.

D: Muskelkontraktur
E: *Muscular contracture*

Verkürzung von Muskelfasern ohne elektromyographisch nachweisbare Aktionspotentiale. Kontrakturen haben eine neurogene oder myogene Ursache.

Anmerkung: Unter dem Begriff Kontraktur wird klinisch auch die desmogene, dermatogene und arthrogene Versteifung verstanden.

D: Muskelkater
E: Muscle pain; sore muscle

Muskelschmerz, der nach Überanstrengung in der Ruhe bei untrainierten Personen verzögert auftritt und innerhalb von Stunden oder Tagen wieder abklingt.

Anmerkung: Vermutet wird eine Mikrotraumatisierung von Muskelfasern und Bindegewebe.

D: Myogelosen
E: *Myogelosis*

Synonyme: Muskelhärte
Muskelverhärtung
Muskelhartspann

Umstrittener, häufig gebrauchter klinischer Begriff für umschriebene, tastbare Muskelverhärtung (Hartspann) mit Druckschmerzhaftigkeit.

Als pathophysiologische Grundlage des Phänomens werden Störungen des peripheren Reflexbogens diskutiert.

D: Faszikulieren
E: *Fasciculations*

Synonym: Faszikulationen

Spontan auftretende oder durch umschriebene mechanische, chemische (Acetylcholin) oder physikalische (Kälte) Reize auszulösende unwillkürliche, sicht- und fühlbare, schnelle, arrhythmische Kontraktionen der Muskelfasern, jeweils einzelner oder mehrerer motorischer Einheiten. Motorisches Reizphänomen, elektrophysiologisch nachweisbar (Faszikulationspotentiale). Vorkommen als benigne Form in umschriebenen Arealen (Waden-, Augenmuskeln), Stunden oder Tage anhaltend, etwa nach ungewohnter Muskelarbeit, nach Übermüdung, toxischen Einflüssen etc.; als pathologische Form eher generalisiert, zeitlich unbegrenzt, vor allem bei degenerativen Vorderhornprozessen, seltener chronischen Polyneuropathien.

D: Crampi
E: *Cramps*

Synonyme: Crampus-Syndrom
Krämpfe
Wadenkrämpfe (Teilform)
Nächtlicher Wadenkrampf (Teilform)

Spontan oder nach kräftiger Willkürinnervation auftretende tonische, meist schmerzhafte Kontraktion einzelner oder mehrerer, zu einem Funktionsverband gehörender Muskeln, am häufigsten an Unterschenkeln und Füßen. Die Krampflösung wird durch passive Dehnung beschleunigt. Motorisches Reizphänomen; im Elektromyogramm hochfrequente Entladungen, umschrieben beginnend, sich dann rasch auf den gesamten Muskel ausdehnend. Können in physiologische Kontraktur übergehen.

D: Myokymie
E: Myokymia

Synonym: Muskelwogen

Langsame, wellenförmige, repetitive unwillkürliche Kontraktion von Teilbereichen der Muskulatur (motorischer Einheiten).

Alphabetischer Index englischer Begriffe

Absence of muscles, congenital, 222
Alpha-1,4-glucosidase deficiency, 124
Alveolar soft part sarcoma, 240
Amylo-1,4-1,6-transglucosidase
  deficiency, 126
Amylo-1,6-glucosidase deficiency, 125
Amyotrophic lateral sclerosis,
  carcinomatous, 43
  Guam type, 42
  hereditary, 41
  sporadic, 40
Arthrogryposis multiplex congenita,
  neurogenic type, 35
Atrophy, muscular, 265

Brancher enzyme deficiency, 126
Bulbar palsy,
  hereditary, of adults, 33
  progressive, 21
    hereditary, of childhood, 32
    with deafness, 34

Cap disease, 105
Carcinoid syndrome, 165
Central core disease, 97
Centronuclear myopathy, 109
Chondrodystrophic myotonia,
  dominant autosomal type, 61
  recessive autosomal type, 60
Colchicine myopathy, 145
Compartment syndrome,
  ischaemic, 214
Contracture,
  muscular, 268
  Volkmann's, 216
Cramps, 272
  familiar, with muscle pain, 67
Cranial nerve defect, congenital, 225
Cytoplasmic body neuromyopathy, 101

Debrancher enzyme deficiency, 125
Defect in acetylcholin synthesis or
  packaging, 51
Deficiency,
  alpha-1,4-glucosidase, 124
  amylo-1,4-1,6-transglucosidase, 126
  amylo-1,6-glucosidase, 125
  brancher enzyme, 126
  debrancher enzyme, 125
  end plate acetylcholinesterase, 47
  end plate acetylcholine receptor,
    congenital, 49
  muscle carnitine, 133
  muscle carnitine palmitoyltransferase,
    132
  muscle phosphorylase, 127
  phosphofructokinase, 128
  systemic carnitine, 134
Degeneration,
  segmental muscle fiber, 264
Dermatomyositis, 174
Desmoid tumor
  of muscle tissue, 254
Disease,
  cap, 105
  central core, 97
  mitochondrial-lipid glycogen,
    of muscle, 130
  MLG of muscle, 130
Disorder, neuromuscular, 2
Duane's syndrome, 228
Dystrophy, myotonic, 64

Eaton-Lambert syndrome, 53
Encephalomyopathy, mitochondrial,
  114
End plate acetylcholinesterase
  deficiency, 47
End plate acetylcholine receptor
  deficiency, congenital, 49

Familiar cramps with muscle pain, 67
Fasciculations, 271
Fibrodysplasia ossificans progressiva, 204
Fibroma, intramuscular, 244
Fibrosarcoma,
  intramuscular, 256
Fingerprint myopathy, 107
Floppy infant syndrome, 118

Granular cell tumour, 239
Granular nuclear inclusion body disease, 103
Greenfield's disease, 16

Haemangiolipoma,
  intramuscular, 252
Haemangioma,
  intramuscular, 248
    large vessel type, 250
    mixed type, 251
    small vessel type, 249
Haematoma, muscular, 211
Hernia, muscle, 212
Hoffmann's syndrome 156
Hyperthermia, malignant, 140
Hyperthyroid myopathy, 157
Hypertrophia musculorum vera, 226
Hypertrophy,
  idiopathic, of m. masseter, 227
  muscular, 266
Hypotonia, benign congenital, 117

Inclusion body myositis, 176

Jaw winking, 230

Kearns-Sayre syndrome, 116

Lambert-Eaton syndrome, 53
Leukodystrophy, metachromatic, 16
Limb girdle muscular dystrophy, 85
Lipid storage myopathies, 131
Lipoma, muscular, 243
Liposarcoma,
  intramuscular, 255
  myxoid, of muscle, 257

Malignant hyperthermia, 140
Marcus Gunn syndrome, 230
MELAS, 114

MERRF, 114
Minicore myopathy, 98
Minimal change myopathy, 93
Mitochondrial encephalomyopathy, 114
Mitochondrial myopathies, 113
Mitochondria-lipid-glycogen disease of muscle, 130
MLG disease, 130
Morphea with myopathy, 197
Motor apraxia,
  ocular, congenital, 229
Motor neuron disease
  due to electric trauma, 219
Muscle carnitine deficiency, 133
Muscle carnitine palmitoyltransferase deficiency, 132
Muscle fiber degeneration,
  segmental, 264
Muscle fiber disproportion,
  congenital, 106
Muscle hernia, 212
Muscle infarction, 213
Muscle pain, 269
Muscle phosphorylase deficiency, 127
Muscular atrophy, 265
  following electrical trauma, 218
  spinal,
    facioscapulohumeral, 26
    hereditary, 20
    monomelic form of, 28
    post-poliomyelitic, 36
    Ryukyuan type, 27
    scapuloperoneal, 25
    with GM_1-gangliosidosis, 38
  spinal, distal,
    hereditary, 30
    of adults, 29
  spinal, infantile,
    intermediate type, 23
    Werdnig-Hoffmann type, 22
  spinal, juvenile form,
    Kugelberg-Welander type, 24
  spinal, peroneal,
    Dyck-Lambert type, 31
Muscular contracture, 268
Muscular dystrophy, 80
  benign X-linked recessive
    Becker type, 82
  with early contractions and cardiomyopathy, Emery-Dreifuss type, 83

congenital, 94
　atonic sclerotic, 95
　with severe mental retardation, 96
distal
　recessive autosomal type, 87
　Welander type, 86
facioscapulohumeral, 84
limb girdle, 85
oculopharyngeal, 89
severe X-linked recessive,
　Duchenne type, 81
Muscular haematoma, 211
Muscular hypertrophy, 266
Muscular pseudohypertrophy, 267
Muscular tuberculosis, 183
Muscular variant, 224
Myasthenia gravis, 46
Myasthenia,
　penicillamine-induced, 52
　transient neonatal, 50
Mycotic myositis, 186
Myogelosis, 270
Myoglobinuria,
　idiopathic, recurrent, 168
　symptomatic, 169
Myokymia, 273
Myopathy 3
　and pigmentation after adrenalectomy
　　with Cushing's syndrome, 164
　associated with hypoparathyroidism,
　　159
　centronuclear, 109
　congenital, 92
　　with lysis of myofibrils, 112
　drug-induced, 144
　due to
　　chloroquine, 146
　　colchicine, 145
　　disturbance of glycogenolysis
　　　and/or glycolysis, 123
　　disulfiram, 149
　　ethanol, 148
　　pentazocine, 151
　　steroids, 147
　　vitamin A intoxication, 150
　　xanthinuria, 122
　familial congenital
　　with cataract and gonadal dysgene-
　　　sis, 104
　fingerprint, 107
　hypermetabolic, 121
　hyperthyroid, 157
　in amyloidosis, 120
　in Sjögren's disease, 201
　limited to quadriceps, 90
　lipid storage, 131
　minicore, 98
　minimal change, 93
　mitochondrial, 113
　morphea with, 197
　nemaline, 99
　nutritional, 135
　ocular, 88
　pentazocine-induced, 151
　radiation, 217
　reducing-body, 110
　sarcotubular, 108
　scleroderma with, 197
　spheroid body, 111
　with
　　acromegaly, 154
　　Addison's disease, 161
　　carcinoid syndrome, 165
　　Cushing's syndrome, 163
　　defect in relaxing factor, 68
　　disturbance of glycogenolysis, 129
　　hypothyroidism, 155
　　primary hyperaldosteronism, 162
　　primary hyperparathyroidism, 160
　　protein deficiency, 139
　　tubular aggregates, 100
　　vitamin B_1 deficiency, 136
　　vitamin D deficiency, 137
　　vitamin E deficiency, 138
　　Whipple's disease, 192
Myorrhexis, 210
Myosclerosis, 205
Myositis, 172
　associated with leprosy, 184
　bacterial, 181
　circumscribed ossifying, 206
　due to
　　clostridium species, 182
　　cysticercus cellulosae 189
　　lupus erythematodes 196
　　rheumatoid arthritis 198
　　treponema pallidum 185
　focal, 178
　inclusion body, 176
　infectious, 179
　proliferative, 232
　viral, 180

Myotonia, 262
Myotonia acquisita, 63
Myotonia, chondrodystrophic,
   dominant autosomal type, 61
   recessive autosomal type, 60
Myotonia congenita,
   Becker's type, 59
   Thomsen's type, 56
   with marked cold-dependence, 58
   with painful cramps, 57
Myotonia paradoxa, 263
Myotonic dystrophy, 64
Myxoma, intramuscular, 245

Nemaline myopathy, 99
Neurinoma, intramuscular, 246
Neurofibroma, intramuscular, 247
Neuromuscular disease
   with trilaminar muscle fibers, 102
Neuromyopathy,
   cytoplasmic body, 101
Neuromyotonia, 66
Nutritional myopathy, 135

Ocular motor apraxia,
   congenital, 229
Ocular myositis, 175
Ophthalmoplegia plus, 115
Orbitopathy, endocrine, 158
Ossifying myositis,
   circumscribed, 206

Paralysis periodica paramyotonica, 77
Paramyotonia congenita, 62
Paraplegia, spastic,
   hereditary, 6
      with amyotrophy of hands, 13
      with ocular and extrapyramidal
         signs, 10
      with retinal degeneration
         and ophthalmoplegia, 12
         and amyotrophy and oligo-
            phrenia, 11
   recessive,
      adult form, 9
      infantile form, 7
      iuvenile form, 8
Parasitic myositis, 187
Pentazocine-induced myopathy, 151
Periodic paralysis, 72
   familial,
      hyperkalaemic, 74
      hyperkalaemic with myotonia, 75
      hypokalaemic, 73
      normokalaemic, 76
   thyrotoxic, 78
Phosphofructokinase deficiency, 128
Polymyalgia rheumatica, 199
Polymyositis, 173
   eosinophilic, 177
   granulomatous, 203
   in giant cell arteritis, 200
   in polyarteritis nodosa, 195
   with autoimmune disease, 194
Prune belly syndrome, 223
Pseudohypertrophy, muscular, 267

Radiation myopathy, 217
Reducing-body myopathy, 110
Rhabdomyoma, 233
Rhabdomyosarcoma, 234
   alveolar, 236
   embryonal, 235
   mixed, 238
   pleomorphic, 237
Rigid spine syndrome, 207

Sarcoidosis with myopathy, 202
Sarcoma, alveolar soft part, 240
Sarcotubular myopathy, 108
Scleroderma with myopathy, 197
Sjögren-Larsson syndrome, 17
Slow-channel syndrome, 48
Sore muscle, 269
Spheroid body myopathy, 111
Spinal muscular atrophy,
   distal,
      hereditary, 30
      of adults, 29
   facioscapulohumeral, 26
   hereditary, 20
   infantile,
      intermediate type, 23
      Werdnig-Hoffmann type, 22
   juvenile form,
      Kugelberg-Welander type, 24
   monomelic form of, 28
   peroneal,
      Dyck-Lambert type, 31
   post-poliomyelitic, 36
   Ryukyuan type, 27
   scapuloperoneal, 25

with GM₁-gangliosidosis 38
Stiff man syndrome 69
  hereditary, 70
Syndrome,
  carcinoid, 165
  Duane's, 228
  Eaton-Lambert, 53
  floppy infant, 118
  Hoffmann's, 156
  ischaemic compartment, 214
  Kearns-Sayre, 116
  Lambert-Eaton, 53
  Marcus Gunn, 230
  prune belly, 223
  rigid spine, 207
  Sjögren-Larsson, 17
  slow-channel, 48
  stiff man, 69
    hereditary, 70
  Troyer's, 14

Synovialoma, intramuscular, 253
Systemic carnitine deficiency 134

Teratoma with striated muscle fibres, 260
Torticollis, congenital, 215
Trichinosis, 188
Troyer's syndrome, 14
Tumour(s),
  granular cell, 239
  in muscle, metastatic, 258
  of the muscle, interstitial,
    benign, 241
    malignant, 242

Volkmann's contracture, 216

Werdnig-Hoffmann, arrested, 23
Whipple's disease, 192

Alphabetischer Index deutscher Begriffe

(Schreibweise der Vorzugsbezeichnungen in Versalien; Synonyme in Groß-Klein-Schreibung, nicht erwünschte und obsolete Begriffe in eckigen Klammern)

Abdominalmuskelaplasie-Syndrom, 223
Aberfeld-Syndrom, 60
Abrikossoff-Tumor, 239
Abszeß, Spritzen-, 181, 211
Adynamia episodica hereditaria
 Gamstorp, 74
Adynamie, episodische, 72
 familiäre, 73
Agenesie, Muskel-, 222
ALKOHOL-MYOPATHIE, 148
Alkohol-Rhabdomyolyse, 148
Alpers-Syndrom, 114
ALPHA-GLUKOSIDASE-MANGEL, 124
Alzheimer-Krankheit, 42
AMYLOGLUKOSIDASE-MANGEL, 125
Amylopektinose, 126
AMYLOTRANSGLUKOSIDASE-MANGEL, 126
Amyotonia congenita Oppenheim, 117
Amyotrophie, 265
 fokale, benigne, 28
AMYOTROPHISCHE LATERAL-SKLEROSE, 40
 DOMINANT ERBLICHE, 41
 GUAM-TYP, 42
 nach Elektrotrauma, 219
 paraneoplastische, 43
 SPORADISCHE, 40
Andersen-Krankheit, 126
Angiolipom, 249-250
 infiltrierendes, 250-252
APLASIE,
 Bauchmuskel-, kongenitale, 223
 KERN-,
  DER HIRNNERVEN, 225
 MUSKEL-, 222
APRAXIE, OKULOMOTORISCHE,
 KONGENITALE, 229
Arrested Werdnig-Hoffmann, 23

ARTHROGRYPOSIS MULTIPLEX
 CONGENITA,
 NEUROGENE FORM, 35
 spinale Form, 35
Arthromyodysplasia congenita, 35
Arthromyodysplasie-Syndrom, 35
Atrophia musculorum, 265
 spinalis pseudomyopathica,
  Kugelberg-Welander, 24
Atrophia spinalis postpoliomyelitica, 36
ATROPHIE,
 Degenerations-, 265
 Denervations-, 265
 Hunger-, 265
 Inaktivitäts-, 265
 MUSKEL-, 265
  NACH BESTRAHLUNG, 217
  NACH ELEKTROTRAUMA, 218
 Spinal-,
  elektrotraumatische, 218
Autoimmun-Myasthenie,
 erworbene, 46

Bakterien-Myositis, 181
Barnard-Scholz-Syndrom, 12
Bauchdeckenaplasie-Syndrom, 223
BAUCHMUSKELAPLASIE-SYN-DROM, 223
Befall durch Trichinella spiralis, 188
Begleitmyositis, 179
 bei Lupus erythematodes, 196
 bei Morbus Boeck, 202
 bei Panarteriitis nodosa, 195
 bei rheumatoider Arthritis, 198
 bei Sarkoidose, 202
 bei Sjögren-Syndrom, 201
 bei Virusinfektion, 180
 bei Wegener-Granulomatose, 200
Belastungsmyoglobinurie, 168

Belastungsmyopathie
  mit Laktatazidose, 113
Blepharophimose, kongenitale,
  mit Myopathie, 60
Blitzschlag-Lähmung, 218
Bornholm-Krankheit 180
Brancher-Enzym-Mangel, 126
Bruch, Muskel-, 212
BULBÄRPARALYSE, 21
  Duchenne, 21
  ERBLICHE,
    DES ERWACHSENENALTERS,
    33
    DES KINDESALTERS, 32
  mit Ertaubung, 34
  progrediente, 21
  progressive, 21
    chronische, des Erwachsenenalters,
    33
    des Kindesalters, 32
Bungpagga, 181

Canavan-Enzephalopathie, 114
CARNITIN-MANGEL,
  SYSTEMISCHER, 134
CARNITIN-MANGEL-MYOPATHIE,
  131, 133
  muskulärer Typ, 133
Catel-Hempel-Syndrom, 60
CENTRAL-CORE-MYOPATHIE, 97
Céstan-Lejonne-Krankheit, 83
Charcot-Krankheit, 40
CHLOROQUIN
  -Kardiomyopathie, 146
  -Myoneuropathie, 146
  -MYOPATHIE, 146
  -Neuromyopathie, 146
Christofferson-Sarkom, 240
Clostridien-Myositis, 182
Cogan-Syndrom, 229
COLCHICIN-MYOPATHIE, 145
Cori-Krankheit, 125
Cortison-Myositis, 147
Coxsackie-B-Virus-Myositis, 180
CRAMPI, 272

Debranching-Enzym-Mangel, 125
Debré-Sémélaigne-Syndrom, 156
DEFEKT DER ACETYLCHOLIN-
  SYNTHESE,
  KONGENITALE, 51

Defekt, Muskel-,
  angeborener, 222
Degeneration,
  wachsartige,
    quergestreifter Muskelfasern, 264
  Zenkersche, 264
Dermatomyositis, 107, 174
  idiopathische, 174
  paraneoplastische, 174
DESMOIDTUMOR DES MUSKELS,
  254
DISULFIRAM-MYOPATHIE, 149
Dörrpflaumenbauch, 223
Duane-Syndrom, 228
Duchenne-Muskeldystrophie, 81
Dysplasie, spondyloepimetaphyseale,
  mit Myotonie, 60
Dystonie, myotonische, 60
Dystrophia musculorum progressiva, 80
  Typ I, 84
  Typ II, 85
  Typ III, 81-82
Dystrophia myotonica, 64
DYSTROPHIE,
  Duchenne-, 81
  MYOTONISCHE, 64, 107
  osteochondromuskuläre, 60
  zerebromuskuläre, 96

Eagle-Barrett-Syndrom, 223
EATON-LAMBERT-SYNDROM, 53
Echinokokken-Myositis, 187
ECHO-Virus-Myositis, 180
EINSCHLUSSKÖRPER-MYOSITIS,
  176
Emery-Dreifuss-Krankheit, 83
ENDPLATTEN-ACETYLCHOLIN-
  ESTERASE-MANGEL,
  KONGENITALER, 47
ENDPLATTEN-ACETYLCHOLIN-
  REZEPTOREN-MANGEL,
  KONGENITALER, 49
Enzephalomyelopathie, Leigh-, 114
ENZEPHALOMYOPATHIE,
  MITOCHONDRIALE, 114
    mit Laktatazidose und "Stroke-like-
      lesions", 114
    mit Ragged-Red-Fasern, 114
Enzephaloneuromyopathie
  mit granulär-hyalinen Kernein-
    schlüssen, 103

Enzephalopathie, Canavan-, 114
Epilepsie, Myoklonus-, 114
Epulis des Neugeborenen, 239
Erb-Charcot-Strümpell-Krankheit, 6
Erb-Goldflam-Krankheit, 46
Erb-Landouzy-Dejerine-Krankheit, 84
Eulenburg-Krankheit, 62

FAMILIÄRE MUSKELKRÄMPFE UND MUSKELSCHMERZEN, 67
FASERTYPENDISPROPORTION, KONGENITALE, 106
FASZIKULIEREN, 271
Fazialisparese, angeborene, 225
Fazio-Londe-Krankheit, 32
Ferguson-Critchley-Syndrom, 10
FIBRODYSPLASIA OSSIFICANS PROGRESSIVA, 204
FIBROM, MUSKEL-, 244
FIBROSARKOM, MUSKEL-, 256
Fibrositis ossificans progressiva, 204
Fingerabdruckkörper-Myopathie, 107
FINGERPRINT-MYOPATHIE, 107
Flexor-carpi-radialis-Syndrom, 214
[FLOPPY-INFANT-SYNDROM], 118
Foerster-Syndrom, 118
Forbes-Krankheit, 125
Fröhlich-Syndrom, 223

Gamstorp-Wohlfart-Syndrom, 66
GASBRAND-MYOSITIS, 182
Gliedergürtel-Muskeldystrophie,
  Typ Erb, 85
  Typ Leyden-Möbius, 85
Glykogenose(n), 123
  generalisierte, 124
  Typ II, 124
  Typ III, 125
  Typ IV, 126
  Typ V, 127
  Typ VII, 128
von Graefe-Syndrom, 88
Granularzellmyoblastom, 239
Granularzellneurofibrom, 239
GRANULARZELLTUMOR, 239
Greenfield-Krankheit, 16
Grenz-Dextrinose, 125
Guérin-Stern-Syndrom, 35

Hämangiolipom
  des Skelettmuskels, 252
HÄMANGIOM,
  des Skelettmuskels, 248
  MUSKEL-, 248
    MIT GROSSEN GEFÄSSEN, 250
    MIT KLEINEN GEFÄSSEN, 249
    VOM GEMISCHTEN TYP, 251
HÄMATOM,
  intramuskuläres, 211
  MUSKEL-, 211
Hartspann, Muskel-, 270
HERNIE, MUSKEL-, 212
Heteroglykanosen, 123
Hitzschlag,
  postoperativer, 140
HOFFMANN-SYNDROM, 155-156
Hyperekplexie, 69-70
Hyperpyrexie, maligne, 140
HYPERTHERMIE,
  bösartige,
    myopathische, 140
  MALIGNE, 140
  medikamentös-toxische, 140
HYPERTROPHIA MUSCULORUM VERA, 226
HYPERTROPHIE,
  MASSETER-,
    IDIOPATHISCHE, 227
  MUSKEL-, 266
  PSEUDO-,
    DES MUSKEL, 267
HYPOTONIE,
  benigne,
    infantile, Walton, 92
    kongenitale, Walton, 92
  [KONGENITALE, BENIGNE], 117

Idiotie, ichthyotische, 17
INFARKT, MUSKEL-, 213
Influenza-Virus-Myositis, 180
Isaacs-Mertens-Syndrom, 66

Jaw-winking, 230

Kältelähmung, erbliche, 62
Kalzium-Transport-Myopathie, 68
KAPPEN-MYOPATHIE, 105
Kardiomyopathie,
  Chloroquin-, 146
Kearns-Sayre-Syndrom, 114-116

Kearns-Shy-Syndrom, 116
KERNAPLASIE DER HIRN-
    NERVEN, 225
KERNEINSCHLUSSKÖRPER-
    KRANKHEIT,
    GRANULÄR-HYALINE, 103
Kernschwund,
    infantiler, 225
Kiefer-Lid-Phänomen, 230
Kjellin-Syndrom, 11
Kocher-Debré-Sémélaigne-Syndrom,
    156
Kompartment-Syndrom, 214
KONTRAKTUR(EN),
    kongenitale,
        der Extremitäten, 35
        multiple, 35
    MUSKEL-, 268
    Quadrizeps-, kongenitale, 211
    VOLKMANN-, 216
    ischämische, 216
Kortison-Myositis, 147
Krämpfe, 272
    Waden-, 272
KRANKHEIT,
    Alzheimer-, 42
    Andersen-, 126
    Batten-Gibb-, 64
    Bornholm-, 180
    Céstan-Lejonne-, 83
    Charcot-, 40
    Cori-, 125
    Curschmann-Steinert-, 64
    Emery-Dreifuss-, 83
    Erb-Charcot-Strümpell-, 6
    Erb-Goldflam-, 46
    Erb-Landouzy-Dejerine-, 84
    Eulenburg, 62
    Fazio-Londe-, 32
    Forbes-, 125
    Greenfield-, 16
    KERNEINSCHLUSSKÖRPER-,
        GRANULÄR-HYALINE, 103
    Lila-, 174
    Luft-, 121
    McArdle-, 127
    Moersch-Woltmann-, 69
    Motor-Neuron-, 40
    MUSKELFASER-,
        TRILAMINÄRE, 102
    NEUROMUSKULÄRE, 2

mit granulär-hyalinen Kernein-
    schlüssen, 103
mit trilaminären Muskelfasern, 102
okulokraniosomatische,
    mit Ragged-Red-Fasern, 116
Pompe-, 124
Prossart-, 25
Saure-Maltase-Mangel-, 124
Silver-, 13
Steinert-, 64
Tarui-, 128
Thomsen-, 56
Werdnig-Hoffmann-, 22
Wolman-, 131
Zentralfibrillen-, 97
Kugelkörper-Myopathie, 111
Kwashiorkor-Myopathie, 139

LÄHMUNG,
    Blitzschlag-, 218
    BULBOPONTINE,
        CHRONISCHE, MIT ERTAU-
            BUNG, 34
    Kälte-, erbliche, 62
    paroxysmale,
        dyskaliämische, 72
        familiäre, 73
        PERIODISCHE, 72
            FAMILIÄRE, 76
            HYPERKALIÄMISCHE, 74
                erbliche, 74
                MIT MYOTONIE, 75
            HYPOKALIÄMISCHE, 73
            NORMOKALIÄMISCHE, 76
        hyperthyreote, 78
        THYREOTOXISCHE, 78
    pontobulbäre, mit Ertaubung, 34
    Volkmann-, 216
van Laere-Syndrom, 34
Lambert-Eaton-Syndrom, 53
LATERALSKLEROSE,
    AMYOTROPHISCHE, 40
    DOMINANT ERBLICHE, 41
    GUAM-TYP, 42
    nach Elektrotrauma, 219
    paraneoplastische, 43
Leigh-Enzephalomyelopathie, 114
LEPRA-MYOSITIS, 184
LEUKODYSTROPHIE,
    METACHROMATISCHE, 16
    Typ Scholz, 16

Lila-Krankheit, 174
LIPID-MYOPATHIEN, 131
Lipidspeicher-Myopathien, 131
LIPOM,
  MUSKEL-, 243
  MUSKELHÄMANGIO-, 252
LIPOSARKOM,
  MUSKEL-, 255
  MYXOIDES, 257
LUES-MYOSITIS, 185
Luft-Syndrom 121
LUPUS ERYTHEMATODES,
  MYOSITIS BEI -, 196

MANGEL,
  ALPHA-GLUKOSIDASE-, 124
  AMYLOGLUKOSIDASE-, 125
  AMYLOTRANSGLUKOSIDASE-, 126
  Branching-Enzym-, 126
  CARNITIN-,
    SYSTEMISCHER, 134
  Debranching-Enzym-, 125
  ENDPLATTEN-ACETYL-
    CHOLINESTERASE-,
    KONGENITALER, 47
  ENDPLATTEN-ACETYLCHOLIN-
    REZEPTOREN-,
    KONGENITALER, 49
  MUSKEL-CARNITIN-PALMI-
    TOYLTRANSFERASE-, 131-132
  MUSKELPHOSPHORYLASE-, 127
  PHOSPHOFRUKTOKINASE-, 128
MARCUS-GUNN-SYNDROM, 230
Marinesco-Sjögren-Syndrom,
  Myopathie bei -, 104
MASSETERHYPERTROPHIE,
  IDIOPATHISCHE, 227
McArdle-Syndrom, 123
MELAS, 114
Menkes-Syndrom, 114
MERRF, 114
METASTASE IM MUSKEL, 258
Meyer-Betz-Syndrom, 168
MINICORE-MYOPATHIE, 98
MINIMAL-CHANGE-MYOPATHIE, 93
MITOCHONDRIEN-LIPID-GLYKO-
  GEN-MYOPATHIE, 130-131
MLG-Myopathie, 130
Möbius-Syndrom, 225

Moersch-Woltmann-Syndrom, 69
Morbus Batten-Gibb, 64
Morbus Charcot, 40
Morbus Curschmann-Steinert, 64
Morbus Eulenburg, 62
Morbus Steinert-Curschmann, 64
Morvan-Syndrom (I), 66
Motor-Neuron-Disease, 40
Münchmeyer-Syndrom, 204
Multicore-Myopathie, 98
Multi-Minicore-Myopathie, 98
Muskelagenesie, 222
MUSKELAPLASIE, 222
MUSKELATROPHIE, 265
  NACH BESTRAHLUNG, 217
  NACH ELEKTROTRAUMA, 218
  numerische, 265
  SPINALE,
    akute Form der infantilen
      progressiven -, 22
    BEI GM$_1$-GANGLIOSIDOSE, 38
    DISTALE,
      ERBLICHE, 30
      progressive, 29
    Dubowitz, 23
    Duchenne-Aran, 29
    ERBLICHE, 20
    FAZIO-SKAPULO-HUMERALE, 26
    INFANTILE, TYP WERDNIG-
      HOFFMANN, 22
    INTERMEDIÄRE, 23
      progressive, 23
    juvenile, 24
    SEGMENTALE, 28
    TYP KUGELBERG-
      WELANDER, 24
    Kaeser, 25
    Kugelberg-Welander, 24
    [PERONEALE, TYP DYCK-
      LAMBERT,] 31
    POSTPOLIOMYELITISCHE, 36
    progrediente, 20
    progressive, 20, 23
      chronische Form, 23
      distale, 29
      Dubowitz-Variante, 23
      skapulo-peroneale, 25
    RYUKYU-TYP, 27
    SKAPULO-PERONEALE,
      TYP KAESER, 25

MUSKELATROPHIE (Forts.)
  SPINALE,
    SPORADISCHE, DES ERWACH-
      SENEN, 29
    Subakute Form der progressiven -, 22
    Typ I, 22
    Typ I der proximalen -, 22
    Typ II, 23
    Typ III, 24
    Typ Duchenne-Aran der pro-
      gressiven -, 29
    Typ Kugelberg-Welander, 24
    Typ Vulpian-Bernhardt der pro-
      gressiven -, 29
    vom Beckengürteltyp, juvenile, pseu-
      dodystrophische, progressive, 24
    Werdnig-Hoffmann 22
    Wohlfart-Kugelberg-Welander, 24
  Muskelbefall durch Cysticercus
    cellulosae, 189
  Muskelbruch, 212
  MUSKEL-CARNITIN-PALMITOYL-
    TRANSFERASE-MANGEL,
    131-132
  Muskeldefekt, angeborener, 222
  Muskeldesmoid, 254
  MUSKELDYSTROPHIE, 80, 124
    ATONISCH-SKLEROSIERENDE,
      ANGEBORENE, 95
    BENIGNE,
      MIT FRÜHKONTRAKTUREN, 83
      X-chromosomal erbliche, 82
    distale,
      dominant autosomale,
        erbliche, 84
      Typ Welander, 86
    Duchenne-, 81
    FAZIO-SKAPULO-HUMERALE,
      84
    GLIEDERGÜRTEL-TYP, 85
      Typ Erb, 85
      Typ Leyden-Möbius, 85
    juveniler Typ, 82
    KONGENITALE, 92, 94
      benigne Form, 94
      maligne Form, 94
      Typ Batten-Turner, 94
      Typ de Lange, 94
      TYP FUKUYAMA, 96
      Typ Ullrich, 95
    maligne, infantile, 81
    okuläre, 88
    OKULOPHARYNGEALE, 89
    progressive, 80
    rezessiv autosomal
      erbliche, 85
    Schultergürtel-Typ, 84
    TYP BECKER-KIENER, 82
    TYP DUCHENNE, 81
    X-chromosomal erbliche,
      infantiler Typ 81
  MUSKELFASER-KRANKHEIT,
    TRILAMINÄRE, 102
  MUSKELFASERNEKROSE,
    SEGMENTALE, 264
  MUSKELFIBROM, 244
  MUSKELFIBROSARKOM, 256
  MUSKELHÄMANGIOLIPOM, 252
  MUSKELHÄMANGIOM, 248
    MIT GROSSEN GEFÄSSEN, 250
    MIT KLEINEN GEFÄSSEN, 249
    VOM GEMISCHTEN TYP, 251
  MUSKELHÄMATOM, 211
  Muskelhärte, 270
  Muskelhartspann, 270
  MUSKELHERNIE, 212
  MUSKELHYPERTROPHIE, 266
  MUSKELINFARKT, 213
  Muskelkachexie
    bei alten Menschen und
      allgemeiner Kachexie, 265
  MUSKELKATER, 269
  MUSKELKONTRAKTUR, 268
  MUSKELKRÄMPFE, FAMILIÄRE,
    UND MUSKELSCHMERZEN, 67
  MUSKELLIPOM, 243
  MUSKELLIPOSARKOM, 255
  MUSKELLOGEN-SYNDROM, 214
  Muskel-Lues, 185
  Muskelmetastase, 258
  MUSKELMYXOM, 245
  MUSKELPHOSPHORYLASE-
    MANGEL, 127
  Muskelpseudohypertrophie, 267
  MUSKELRISS, 210
  Muskelruptur, 210
  Muskelschwäche,
    periodische, 162
  Muskelschwund, 265
  Muskelstarre-Syndrom, 69
  MUSKELSYNOVIALOM, 253
  Muskelsyphilis, 185

Muskeltoxoplasmose, 187
Muskeltrichinose, 188
MUSKELTUMOREN, INTERSTI-
  TIELLE,
  BENIGNE, 241
  MALIGNE, 242
MUSKELVARIETÄT, 224
Muskelverhärtung, 270
Muskelwogen, 273
Muskelzerreißung, 210
Muskelzerrung, 210
Muskelzystizerkose, 189
Myalgia epidemica, 180
MYASTHENIA GRAVIS, 46
  pseudoparalytica, 46
MYASTHENIE,
  angeborene, 51
  Autoimmun-,
  erworbene, 46
  kongenitale, 51
  persistierende, 51
  konnatale, 51
  NEONATALE,
  TRANSITORISCHE, 50
  Neugeborener, 50
  D-PENICILLAMIN-INDUZIERTE, 52
Myatonia congenita Oppenheim, 92, 117
Myatrophie, 265
Myatrophische Lateralsklerose, 40
  dominant erbliche, 41
Myoblastenmyom, malignes, 240
Myoblastom, 239
  bösartiges, 240
  Granularzell-, 239
Myofibrose, 205
MYOGELOSEN, 270
MYOGLOBINURIE, 127, 132, 144, 173, 214
  Belastungs-, 168
  IDIOPATHISCHE, PAROXYSMA-
  LE, 168
  Meyer-Betz, paroxysmale,
  paralytische, 168
  SYMPTOMATISCHE, 169
Myoklonus-Epilepsie, 114
MYOKYMIE, 273
Myom, myoblastisches, 239
Myoma striocellulare, 233
Myoneuropathie, Chloroquin-, 146

Myopathia
  alcoholica, 148
  distalis
    juvenilis hereditaria, 86
    tarda hereditaria Welander, 86
  hereditaria Biemond, 86
  rachitica, 137
MYOPATHIE(N), 3
  ALKOHOL-, 148
  Arzneimittel-, 144
  BEI
    ADDISON-SYNDROM, 161
    AKROMEGALIE, 154
    AMYLOIDOSE, 120
    Conn-Syndrom, 162
    CUSHING-SYNDROM, 163
    HYPERTHYREOSE, 157
    Hypervitaminose A, 150
    HYPOPARATHYREOIDISMUS, 159
    HYPOTHYREOSE, 155
    KARZINOID-SYNDROM, 165
    Marinesco-Sjögren-Syndrom, 104
    Morbus Whipple, 192
    NNR-Insuffizienz, 161
    PRIMÄREM HYPERALDOSTE-
      RONISMUS, 162
    PRIMÄREM HYPERPARA-
      THYREOIDISMUS, 160
    PROTEIN-MANGEL, 139
    Sarkoidose, 202
    Sklerodermie, 197
    Thiamin-Mangel, 136
    Thyreotoxikose, 157
    Vitamin-A-Intoxikation, 150
    VITAMIN-B_1-MANGEL, 136
    VITAMIN-D-MANGEL, 137
    VITAMIN-E-MANGEL, 138
    WHIPPLE-KRANKHEIT, 192
    Xanthinoxidase-Mangel, 122
    XANTHINURIE, 122
  Belastungs-, mit Laktatazidose, 113
  benigne, kongenitale, 92
  CARNITIN-MANGEL-, 131, 133
    muskulärer Typ, 133
  CENTRAL-CORE-, 97
  CHLOROQUIN-, 146
  COLCHICIN-, 145
  DISTALE,
    REZESSIV AUTOSOMAL ERBLI-
    CHE FORM, 87

MYOPATHIE(N) (Forts.)
 DISTALE,
  TYP WELANDER, 86
 DISULFIRAM-, 149
 DURCH MEDIKAMENTE, 144
 DURCH STÖRUNG DER GLYKO-
  GENOLYSE UND/ODER
  GLYKOLYSE, 123
 Fingerabdruckkörper-, 107
 FINGERPRINT-, 107
 hypermetabolische, 121
 hyperthyreotische, 157
 hypertrophische,
  branchiale, 227
 Kalzium-Transport-, 68
 KAPPEN-, 105
 KONGENITALE, 92
 unspezifische, 93
 Kortikosteroid-, 147
 Kortison-, 147
 Kugelkörper-, 111
 Kwashiorkor-, 139
 LIPID-, 131
 Lipidspeicher-, 131
 medikamentös-toxische, 144
 Medikamenten- 144
 MINICORE-, 98
MYOPATHIE(N) MIT
 FOKALER MYOFIBRILLOLYSE,
  112
 kappenförmigem Segment, 105
 minimalen Veränderungen, 93
 MYOFIBRILLÄREN AGGREGA-
  TEN, 101
 Myogranula, 99
 PROLONGIERTER MUSKEL-
  RELAXATION, 68
 STÖRUNG DER GLYKOGENO-
  LYSE, 129
 subsarkolemmal-segmentaler Myo-
  fibrillolyse, 105
 TUBULÄREN AGGREGATEN, 100
MYOPATHIE(N),
 MITOCHONDRIALE, 113
  HYPERMETABOLISCHE, 121
  mit Cytochrom-b-Mangel, 113
 Mitochondrien-, 113
 MITOCHONDRIEN-LIPID-
  GLYKOGEN-, 130–131
 MLG- 130
 Multicore-, 98

 Multi-Minicore-, 98
 myotonische, 60
 myotubuläre, 109
 NEMALINE-, 99
 NUKLEODEGENERATIVE, 104
 NUTRITIVE, 135
 OKULÄRE, 88
 ossifizierende, 206
 PENTAZOCIN-, 151
 Pharmaka-induzierte, 144
 [QUADRIZEPS-] 90
 REDUCING-BODY-, 110
 Reduktionskörper-, 110
 Rod-, 99
 SARKOTUBULÄRE, 108
 SPHÄROIDKÖRPER-, 111
 Stäbchen-, 99
 STEROID-, 147
 UND PIGMENTATION NACH
  ADRENALEKTOMIE BEI
  CUSHING-SYNDROM 164
 VITAMIN-A-, 150
 Vitamin-D-Mangel-, 137
 Xanthinoxidase-Mangel-, 122
 Zentralfibrillen-, 97
 ZENTRONUKLEÄRE, 109
MYOSITIS, 172
 BAKTERIELLE, 181
 Begleit-, 179
MYOSITIS BEI
 Candidiasis, 186
 GEFÄSS-BINDEGEWEBSKRANK-
  HEITEN, 194
 Kollagenosen 194
 LUPUS ERYTHEMATODES, 196
 Morbus Boeck, 202
 Mucormykose, 186
 PANARTERIITIS NODOSA, 195
 Pseudolupus erythematodes, 196
 RHEUMATOIDERARTHRITIS,198
 SARKOIDOSE, 202
 SJÖGREN-SYNDROM, 201
 SKLERODERMIE, 197
 WEGENER-GRANULOMATOSE,
  200
 Virusinfektion, 180
MYOSITIS,
 Clostridien-, 182
 Colchicin-, 145
 Coxsackie-B-Virus-, 180
 Echinokokken-, 187

ECHO-Virus-, 180
EINSCHLUSSKÖRPER-, 176
eitrige, 181
eosinophile, 177
erregerbedingte, 179
fibrosa,
  chronische, 205
  generalisata, 204
fibrosierende, 205
FOKALE, 178
GASBRAND-, 182
GRANULOMATÖSE, 203
INFEKTIÖSE, 179
Influenza-Virus-, 180
Kortison-, 147
LEPRA-, 184
LUES-, 185
MYKOTISCHE, 186
OKULÄRE, 175
  akute, 175
  oligosymptomatische, 175
  orbitalis, 175
OSSIFICANS
  CIRCUMSCRIPTA, 206
  localisata, 206
  progressiva, 204
PARASITÄRE, 187
proliferans, 232
  pseudosarkomatöse, 232
PROLIFERATIVE, 232
Pyo-, tropische, 181
Sarkosporidien-, 187
Toxoplasmen-, 187
Trypanosomen-, 187
TUBERKULOSE-, 183
VIRUS-, 180
ZYSTIZERKEN-, 189
MYOSKLEROSE, 205
MYOTONIA
  ACQUISITA, 63
  atrophica, 64
  chondrodystrophica, 60
  CONGENITA
    MIT AUSGEPRÄGTER KÄLTE-
      ABHÄNGIGKEIT 58
    MIT MUSKELSCHMERZEN, 57
    THOMSEN, 56
    rezessive, 59
    Typ I, 56
    Typ II, 57
    Typ III, 58

dystrophica, 64
levior, 59
PARADOXA, 263
MYOTONIE 262
  CHONDRODYSTROPHISCHE,
    DOMINANTER TYP, 61
    REZESSIVER TYP, 60
  GENERALISIERTE,
    REZESSIV ERBLICHE,
    TYP BECKER, 59
  osteochondrodystrophische, 60
  Spindel-, 69
MYOTONISCHE DYSTROPHIE, 64
MYXOM, MUSKEL-, 245

Narkose-Hyperthermie-Syndrom, 140
NEKROSE,
  hyaline,
    quergestreifter Muskelfasern, 264
  MUSKELFASER-,
  SEGMENTALE, 264
NEMALINE-MYOPATHIE, 99
NEURINOM IM MUSKEL, 246
NEUROFIBROM IM MUSKEL, 247
Neuromyopathie,
  bei Vitamin-E-Mangel, 138
  Chloroquin-, 146
  mit zytoplasmatischen Körperchen,
    101
NEUROMYOTONIE 66
Neuropathie, lepromatöse, 184
NUKLEODEGENERATIVE MYO-
  PATHIE, 104

Obrinsky-Syndrom, 223
Okulokraniosomatische Krankheit
  mit Ragged-Red-Fasern, 116
Okulomotoriusparese,
  angeborene, 225
OKULOPHARYNGEALE MUSKEL-
  DYSTROPHIE, 89
Oligophrenie-Ichthyosis-Syndrom, 17
Ophthalmopathie,
  endokrine, 158
Ophthalmoplegia externa, 138
OPHTHALMOPLEGIA PLUS,
  115–116
OPHTHALMOPLEGIE,
  äußere, progressive, 88
  exophthalmische, 158
ORBITOPATHIE, ENDOKRINE, 158

PANARTERIITIS NODOSA,
  MYOSITIS BEI -, 195
PARALYSE,
  episodische, 72
  periodische,
    hyperkaliämische, 74
    normokaliämische, 76
    normokaliämische, familiäre, Natrium-
      empfindliche, 76
  SPINAL-,
    SPASTISCHE, DOMINANT ERB-
      LICHE, MIT OKULÄREN
      UND EXTRAEXTRAPYRAMI-
      DALEN SYMPTOMEN, 10
  SPASTISCHE,
    hereditäre, 6
    MIT MYATROPHIE, 13
    MIT RETINALER DEGENERA-
      TION UND OPHTHALMOPLE-
      GIE, 12
    REZESSIV ERBLICHE,
      IM ERWACHSENENALTER,
        9
      INFANTILE, 7
      JUVENILE, 8
    MIT AMYOTROPHIE, OLI-
      GOPHRENIE UND ZEN-
      TRALER RETINALER DE-
      GENERATION, 11
PARALYSIS
  periodica myotonica, 75
  PERIODICA PARAMYOTONICA,
    77
  spastica spinalis, 6
  spuria non habitualis, 46
PARAMYOTONIA CONGENITA
  EULENBURG, 62
Parasiten-Myositis, 187
Parese,
  Fazialis-,
    angeborene, 225
  Okulomotorius-,
    angeborene, 225
PENTAZOCIN-MYOPATHIE, 151
Periarteriitis nodosa,
  Myositis bei -, 195
Peroneus-Logen-Syndrom, 214
Pflaumenbauch-Syndrom, 223
Phänomen, Kiefer-Lid-, 230
PHOSPHOFRUKTOKINASE-
  MANGEL, 128

Poliomyelitis, chronische, 36
Polyarteriitis nodosa,
  Myositis bei -, 195
POLYMYALGIA RHEUMATICA,
  199
POLYMYOSITIS, 173
  EOSINOPHILE, 177
  granulomatöse, 203
Polyneuropathie, paraneoplastische, 53
Polysaccharidosen, 123
Pompe-Syndrom, 124
Poskanzer-Kerr-Syndrom, 76
Prossart-Syndrom, 25
Prune-Belly-Syndrom, 223
Pseudo-Stiff-Man-Syndrom, 70
PSEUDOHYPERTROPHIE,
  DES MUSKELS, 267
Pseudolupus erythematodes,
  Myositis bei -, 196
Pseudotumor orbitae, 175
Pyomyositis, tropische, 181

Quadrizeps-Kontraktur,
  kongenitale, 211
[QUADRIZEPS-MYOPATHIE], 90
Quantal-Squander-Syndrom, 66

REDUCING-BODY-MYOPATHIE,
  110
Reduktionskörper-Myopathie, 110
Retinopathia pigmentosa, 11-12, 64, 116
Rhabdomyoblastom, 233
  embryonales, 239
Rhabdomyolyse, 144
  Alkohol-, 148
  rekurrierende, akute, 168
RHABDOMYOM, 233
  des Herzens,
    kongenitales, 233
Rhabdomyoma granulocellulare, 233
RHABDOMYOSARKOM, 234
  adultes, 237
  ALVEOLÄRES, 236
  EMBRYONALES, 235
  gemischtzelliges, 237
  juveniles, 235
  Mischtyp, 237-238
  PLEOMORPHES, 237
Rhabdosarkom, 234
RHEUMATOIDE ARTHRITIS,
  MYOSITIS BEI -, 198

RIGID-SPINE-SYNDROM, 207
RISS, MUSKEL-, 210
Rod-Myopathie, 99
Ruptur, Muskel-, 210
Ryukyu-Typ der progredienten spinalen Muskelatrophie, 27

Sarcoma rhabdomyoblasticum, 234
SARKOIDOSE,
  Myopathie bei -, 202
  MYOSITIS BEI -, 202
SARKOM,
  botryoides, 234
  Christofferson-, 240
  RHABDOMYO-, 234
  adultes, 237
  ALVEOLÄRES, 236
  EMBRYONALES, 235
  gemischtzelliges, 237
  juveniles, 235
  Mischtyp, 237-238
  PLEOMORPHES, 237
  rhabdomyoblastisches,
  alveoläres, 236
  gemischtzelliges, 238
  WEICHTEIL-,
  ALVEOLÄRES, 240
Sarkosporidien-Myositis 187
Saure-Maltase-Mangel-Krankheit 124
SCHIEFHALS,
  MUSKULÄRER, 215
Schwartz-Jampel-Syndrom, 60
Seitenstrangsklerose, primäre, 6
Shy-Magee-Syndrom, 97
Silver-Krankheit, 13
SJÖGREN-LARSSON-SYNDROM, 17
SJÖGREN-SYNDROM,
  MYOSITIS BEI -, 201
SKLERODERMIE,
  Myopathie bei -, 197
  MYOSITIS BEI -, 197
SMA
  Typ I, 22
  Typ II, 23
  Typ III, 24
SPASTISCHE SPINALPARALYSE
  MIT MYATROPHIE, 13
SPHÄROIDKÖRPER-MYOPATHIE, 111
Spinalatrophie,
  elektrotraumatische, 218

SPINALPARALYSE,
SPASTISCHE,
  DOMINANT ERBLICHE, 6
  MIT OKULÄREN UND EXTRAPYRAMIDALEN-SYMPTOMEN, 10
  hereditäre, 6
  MIT MYATROPHIE, 13
  MIT RETINALER DEGENERATION UND OPHTHALMOPLEGIE, 12
  REZESSIV ERBLICHE,
  IM ERWACHSENENALTER, 9
  INFANTILE, 7
  JUVENILE, 8
  MIT AMYOTROPHIE, OLIGOPHRENIE UND ZENTRALER RETINALER DEGENERATION, 11
Spindelmyotonie, 69
Spritzenabszeß, 181, 211
Stäbchen-Myopathie, 99
STEROID-MYOPATHIE, 147
STIFF-MAN-SYNDROM, 69
  ERBLICHES, 70
  Pseudo-, 70
STILLING-TÜRK-DUANE-SYNDROM, 228
Sulfatidlipidose, 16
Sulfatidose, 16
SYNDROM,
  Abdominalmuskelaplasie-, 223
  Aberfeld-, 60
  Alpers-, 114
  Arthromyodysplasie-, 35
  Barnard-Scholz-, 12
  Bauchdeckenaplasie-, 223
  Bauchmuskel-, kongenitales, 223
  BAUCHMUSKELAPLASIE-, 223
  Catel-Hempel-, 60
  Cogan-, 229
  Crampus-, 272
  Debré-Sémélaigne-, 156
  der kontinuierlichen Muskelfaseraktivität, 66
  DES LANGSAMEN KANALS, KONGENITALES, 48
  Duane-, 228
  Eagle-Barrett-, 223
  EATON-LAMBERT-, 53

SYNDROM (Forts.)
 Ferguson-Critchley-, 10
 Flexor-carpi-radialis-, 214
 [FLOPPY-INFANT-], 118
 Foerster-, 118
 Fröhlich-, 223
 Gamstorp-Wohlfart-, 66
 von Graefe-, 88
 Guérin-Stern-, 35
 HOFFMANN-, 155-156
 Hyperthermie-,
  familiäres, 140
  malignes, 140
 Isaacs-Mertens-, 66
 Kearns-Sayre-, 114-116
 Kearns-Shy-, 116
 Kjellin-, 11
 Kocher-Debré-Sémélaigne-, 156
 Kompartment-, 214
 van Laere-, 34
 Lambert-Eaton-, 53
 Luft-, 121
 MARCUS-GUNN-, 230
 Marinesco-Sjögren-, 104
 McArdle-, 123
 Menkes-, 114
 Meyer-Betz-, 168
 mit Myokymie, Faszikulieren, Muskelatrophie und verstärktem Schwitzen, 66
 Möbius-, 225
 Moersch-Woltmann-, 69
 Morvan- (I), 66
 Münchmeyer-, 204
 MUSKELLOGEN-, 214
 Muskelstarre-, 69
 myasthenisch-myopathisches, 53
 myasthenisches, 155
 myogenes, skapulo-peroneales, 84
 Narkose-Hyperthermie-, 140
 Obrinsky-, 223
 okulokraniosomatisches,
  neuromuskuläres 116
 Oligophrenie-Ichthyosis- 17
 paraneoplastisches, 43, 53
 Peroneus-Logen-, 214
 Pflaumenbauch-, 223
 Pompe-, 124
 Poskanzer-Kerr-, 76
 Prossart-, 25
 Prune-Belly-, 223
 Pseudo-Stiff-Man-, 70
 Quantal-Squander-, 66
 RIGID-SPINE-, 207
 Schwartz-Jampel-, 60
 Shy-Magee-, 97
 SJÖGREN-, 201
 SJÖGREN-LARSSON-, 17
 skapulo-peroneales, 25
 SPASTISCH-AMYOTROPHISCHES,
  BEI NEOPLASIE, 43
 STIFF-MAN-, 69
  ERBLICHES, 70
 STILLING-TÜRK-DUANE-, 228
 Tibialis-anterior-Logen-, 214
 Tibialis-posterior-, 214
 TROYER-, 14
 Türk-, 228
 van Laere-, 34
 Volkmann-, 216
 von Graefe-, 88
 Vulpian-Bernhardt-, 29
 Wagner-Unverricht-, 174
 Zellweger-, 114
Synkinesie, maxillo-palpebrale, 230
SYNOVIALOM, MUSKEL-, 253
SYSTEMDEGENERATION,
 MOTORISCHE, NACH
 ELEKTROTRAUMA, 219

Tabes dorsalis spasmodique, 6
Tarui-Krankheit, 128
TERATOM MIT QUERGESTREIFTEN MUSKELFASERN, 260
Thomsen-Krankheit, 56
Tibialis-anterior-Logen-Syndrom, 214
Tibialis-posterior-Syndrom, 214
Torticollis
 congenitus, 215
 dystonicus, 215
 spasmodicus, 215
Toxoplasmen-Myositis, 187
TRICHINOSE, 188
 der Muskulatur, 188
 des Zwerchfells, 188
TROYER-SYNDROM, 14
Trypanosomen-Myositis, 187
TUBERKULOSE-MYOSITIS, 183
TUMOR,
 Abrikossoff-, 239
 DESMOID-, DES MUSKELS, 254

VIRUS-MYOSITIS, 180
VITAMIN-A-MYOPATHIE, 150
Vitamin-D-Mangel-Myopathie, 137
Vitamin-E-Mangel-Myopathie, 138
VOLKMANN-KONTRAKTUR, 216
von Graefe-Syndrom, 88
Vulpian-Bernhardt-Syndrom, 29

Wadenkrämpfe, 272
  nächtliche, 272
Wagner-Unverricht-Syndrom, 174
WEGENER-GRANULOMATOSE,
  MYOSITIS BEI -, 200
WEICHTEILSARKOM,
  ALVEOLÄRES, 240
Werdnig-Hoffmann, arrested, 23

Werdnig-Hoffmann-Krankheit, 22
WHIPPLE-KRANKHEIT,
  MYOPATHIE BEI -, 192
Wolman-Krankheit, 131

Xanthinoxidase-Mangel-Myopathie, 122

Zellulitis orbitalis, 175
Zellweger-Syndrom, 114
Zentralfibrillen-Myopathie, 97
Zerebromuskuläre Dystrophie, 96
Zerebrosidsulfatidose, 16
Zerreißung, Muskel-, 210
Zerrung, Muskel-, 210
Zwerchfelltrichinose, 188
ZYSTIZERKEN-MYOSITIS, 189

MIX
Papier aus verantwortungsvollen Quellen
Paper from responsible sources
FSC® C105338

If you have any concerns about our products,
you can contact us on
ProductSafety@springernature.com

In case Publisher is established outside the EU,
the EU authorized representative is:
**Springer Nature Customer Service Center GmbH
Europaplatz 3, 69115 Heidelberg, Germany**

Printed by Libri Plureos GmbH
in Hamburg, Germany